無料電子カルテ

OpenDolphin パーフェクトガイド

ライフサイエンス コンピューティング株式会社 監修
OSS電子カルテ研究会 著

技術評論社

- 「OpenDolphin」はライフサイエンス コンピューティング株式会社の登録商標です。
- 本書に掲載された製品名、会社名等は一般に各社の商標または登録商標です。
- 記事中に登場したURLおよびWebページの内容などは記事作成時点でのものです。
  これらの情報は予告なしに変更される場合があります。

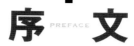

OpenDolphin開発者より皆さんへ

　この本にはオープンソースの電子カルテ、OpenDolphinについて、特徴、コンセプト、インストール方法、操作方法等が書かれている。

　電子カルテといえば盛りだくさんの機能が定番であるが、OpenDolphinは機能の実装という観点からではなく、医師がカルテを作成するときの方法や振る舞いに着目し、それ自体を実装するように心がけた。OpenDolphinはシンプルで使いやすいと評される。これは上記のアプローチが業務をよく抽象化できたためと思われる。それを誰でもすぐに体験できるのがCHAPTER 02 －SECTION 02「評価版でOpenDolphinを試す」だ。ここで電子カルテに対する不安を払拭してほしい。

　気に入れば次はSECTION 03「OpenDolphinサーバの構築」となるが、ここでもDocker技術に対応し、基本的には4行のコマンドでサーバのインストールと起動が可能だ。従来はここが大きな障壁となり、OpenDolphinの導入を妨げていたが、もはやそれはないといっても過言ではない。ここをすぎればあとはレセコンのORCAと連携するだけで、ゴールは目前である。ご自分でチャレンジしていただき、一人でも多くの方に導入していただきたいと思う。

OpenDolphinの開発に際し、京都大学名誉教授・宮崎大学医学部附属病院病院長の吉原博幸先生と宮崎大学医学部附属病院医療情報部教授の荒木賢二先生に特別の感謝を申し上げたい。吉原先生には開発の機会と知的作業者向けのソフトはどうあるべきかを教えていただき、それがOpenDolphinのコンセプトとなった。荒木先生には、医師の思考方法、カルテの確定日に関する考え方、ORCAと連携するための通信規格CLAIMを教えていただき、それがOpenDolphinの根幹となった。

　また、OpenDolphinの普及とサポートに従事しているライフサイエンス コンピューティング株式会社の営業、サポート、開発のスタッフに深く感謝する。彼らの聡明かつ責任感のある行動がなければ、OpenDolphinはただ単にソースが公開されているだけの電子カルテになっていたであろう。

　最後にこの本のライターである佐藤嘉宏さんに感謝する。佐藤さんは医療の専門家ではないが、実際にOpenDolphinを使用し、実に多くの助言をしていただいた。それが評価サイトの構築やDocker技術への対応となった。その過程において"こんな機能まで実装されているのは、使われている証拠だな"と感想を述べられた。これは我々OpenDolphinに携わる者の勲章である。

2016年3月
ライフサイエンス コンピューティング株式会社

皆川和史

目次

序文 ……………………………………………………………………………………………………… 003
目次 ……………………………………………………………………………………………………… 005

CHAPTER 1　OpenDolphinの概要 …………………………………………… 009

SECTION 01　OpenDolphinの特徴 ………………………………………… 010
OpenDolphinについて ………………………………………………………………… 010
OpenDolphin開発の経緯 ……………………………………………………………… 011
オープンソースとしてのOpenDolphin ……………………………………………… 012
OpenDolphin開発の着眼点 …………………………………………………………… 013
なんでも取り込め、どこからでも始められるOpenDolphin ……………………… 013
OpenDolphinの今後の展望 …………………………………………………………… 015

SECTION 02　OpenDolphinオーバービュー ……………………………… 016
SECTION 03　OpenDolphinのアップデートサイトと
本書記事内容への質問 ……………………………………………… 031

NOTE　シンプルは結果である ……………………………………………………… 013

CHAPTER 2　OpenDolphinのインストール ……………………………… 033

SECTION 01　OpenDolphinの動作環境とインストール方針 …………… 034
OpenDolphinを体験する2つの方法 ………………………………………………… 034
Windows／Macに評価版OpenDolphinをインストールする ……………………… 035
LinuxにOpenDolphin／ORCAをインストールする ……………………………… 035
専用サーバ構築の概要と必要なパソコンの性能 …………………………………… 036

SECTION 02　評価版でOpenDolphinを試す ……………………………… 038
評価版OpenDolphinのインストールと設定 ………………………………………… 038
評価版OpenDolphinを使ってみる …………………………………………………… 044

SECTION 03　Linuxパソコンに
OpenDolphinサーバをインストールする ……………………… 046
LinuxパソコンにDockerをインストールする ……………………………………… 046
OpenDolphin用のPostgreSQLとWildFlyをインストールする …………………… 047
設定ファイルを変更する ……………………………………………………………… 048
OpenDolphinとORCAをCLAIMでつなぐ ………………………………………… 049
OpenDolphinサーバの起動／終了方法 ……………………………………………… 052

SECTION 04　Windows／Macに
OpenDolphinクライアントをインストールする ……………… 054
Javaの確認とインストール …………………………………………………………… 054
OpenDolphinクライアントをインストールする …………………………………… 060
評価版OpenDolphinを試した後、
OpenDolphinクライアントをインストールする場合の注意点 …………………… 062

SECTION 05	補足：UbuntuとORCAのインストール概要	064
	Ubuntuの入手	064
	Ubuntuのインストール	064
	ORCAのインストール	070
	固定IPアドレスの設定	077
	ファイアウォールを設定してポートを開放する	082
NOTE	Macでの[ログイン]画面の表示方法	040/062
	WildFlyをフォアグラウンドで実行する	053
	MacでのJavaの有無とバージョンの確認方法	057
	OpenDolphinクライアントのアンインストール	063
	クラウド版開発が進むORCA最新事情	076
	仮想化ソフト上でOpenDolphin／ORCAサーバを構築する	083

CHAPTER 3　OpenDolphinを使ってみよう　085

SECTION 01	ORCAの設定と患者登録	086
	ORCAの診療科情報を設定する	086
	接続情報を設定する	089
	患者情報を登録する	091
	OpenDolphinクライアントとなるパソコンのポートを開放する	092
SECTION 02	ORCAでの患者受付とOpenDolphin・ORCA間の送受信	093
	ORCAで患者受付を行う	093
	OpenDolphinクライアントで受付患者情報を確認する	095
	ORCAで診療行為の算定を行う	098

CHAPTER 4　OpenDolphinの基本　101

SECTION 01	OpenDolphinの画面構成	102
	ログイン画面	102
	[メインウインドウ]画面	103
	[インスペクタ]画面	109
	[カルテ]画面	122
	[記入]画面	124
	[診療情報提供書]画面	125
	[紹介患者経過報告書]画面	126
	[ご報告]画面	127
	[診断書]画面	128
	[シェーマボックス]画面	129
	[スタンプ箱]画面	132
SECTION 02	OpenDolphinの環境設定	134
	[環境設定]ダイアログボックスの表示	134
	[サーバ]アイコン	135
	[レセコン]アイコン	136

［カルテ］アイコン ……………………………………… 137
［スタンプ］アイコン ……………………………………… 142
［紹介状等］アイコン ……………………………………… 145
［コード］アイコン ………………………………………… 146
［リレー等］アイコン ……………………………………… 147

SECTION 03　ユーザー登録と施設情報の設定 …………………… 148
ユーザー管理 ……………………………………………… 148
プロフィールを変更する ………………………………… 152

SECTION 04　ショートカットキー一覧 ………………………… 154

NOTE 新規カルテ作成時、
カルテ保存時の確認ダイアログボックスを表示させない ……… 141
マスター項目の色分け …………………………………… 143
既存スタンプに別のスタンプをドラッグ&ドロップした場合 …… 144

CHAPTER 5　OpenDolphin操作マニュアル ……… 155

SECTION 01　OpenDolphinを起動・終了する ………………… 156
初めてOpenDolphinを起動する ………………………… 156
2回目以降のOpenDolphinの起動方法 ………………… 157
OpenDolphinを終了させる ……………………………… 158

SECTION 02　カルテを閲覧・作成・修正する …………………… 159
カルテを閲覧する ………………………………………… 159
カルテを新規作成する …………………………………… 161
所見欄に診療記録を入力する …………………………… 163
算定欄に診療行為を入力する …………………………… 167
カルテを修正する ………………………………………… 171
カルテを保存する ………………………………………… 172
カルテのタイトルを変更する …………………………… 173
カルテを削除する ………………………………………… 175

SECTION 03　予定患者を登録する ……………………………… 176
予定カルテ機能を有効にする …………………………… 176
未来処方を出す …………………………………………… 177
予定カルテを削除する …………………………………… 182

SECTION 04　スタンプを使いこなす …………………………… 183
診療行為をスタンプエディタから入力する …………… 183
スタンプを作成する ……………………………………… 186
スタンプをカット・コピー・ペーストする …………… 190
スタンプを編集・処方日数一括変更・再登録する …… 190
よく使う語句をスタンプに登録する …………………… 195
傷病名をスタンプに登録する …………………………… 195
院内でスタンプを共有する ……………………………… 196
［スタンプ箱］を整理する ……………………………… 199
スタンプの応用的な使い方 ……………………………… 203

SECTION 05	患者の傷病名を入力する	205
	［スタンプ箱］に登録されている傷病名を入力する	205
	［スタンプ箱］未登録の傷病名を入力する	208
SECTION 06	シェーマを所見欄に展開する	211
	シェーマを所見欄に展開する	211
	オリジナルのシェーマを追加する	214
SECTION 07	カルテに画像やファイルを挿入・添付する	215
	カルテに挿入・添付したいファイルを取り込む	215
	取り込んだ画像・ファイルを編集する	218
	カルテに画像を挿入する	220
	カルテにファイルを添付する	222
SECTION 08	相互作用をチェックする	224
	薬剤併用情報検索を行う	224
	カルテ保存時に相互作用チェックを行う	225
SECTION 09	検体検査データを取り込む	226
	検体検査データを取り込む	226
	取り込んだ検体検査データを閲覧する	228
	検体検査データの取り込みエラー	229
SECTION 10	紹介状などの文書を作成する	231
	新規文書を作成する	231
	文書を修正する	234
	文書を複製する	235
	差し込み印刷機能を使って文書を作成する	236
	差し込み印刷対応フィールドコード	238
NOTE	仮保存状態のカルテ表示	174
	診療報酬点数で検索する	186
	ORCAで受信できる診療行為数の上限は20	200
	厚生労働省コード傷病名でない傷病名の入力方法	210
	［PDF・画像］タブでのファイル操作	219

CHAPTER 6　OpenDolphin導入事例　239

CASE STUDY 01	池袋ドルフィンクリニック	240
CASE STUDY 02	亀谷内科クリニック	245
CASE STUDY 03	橋本医院	251

CHAPTER 7　OpenDolphinの設計について　257

SECTION 01	OpenDolphinのオブジェクトモデル	258
SECTION 02	OpenDolphinの確定日	263
SECTION 03	OpenDolphinのシステムアーキテクチャ	265
NOTE	参考文献	262

索引　267

CHAPTER

1

OpenDolphinの概要

オープンソースの電子カルテとして
OpenDolphinが構想された経緯と現在に至る過程をまとめた。
シンプルながら使いやすいとユーザーの評価が高い
OpenDolphinに込められたコンセプトとは何か。
併せて今後も引き続き進化を続けるOpenDolphinのアップデートWebサイトや
本書記事内容への質問窓口も紹介する。

SECTION 01
OpenDolphinの特徴

OpenDolphinはオープンソースの電子カルテだ。
すなわち誰もが無料で利用できるうえ、
診療内容や利用スタイルに応じて自由に改変可能である。
ここではOpenDolphin開発のエピソードや開発の経緯、そしてインターフェイスや
プログラム構造に込められたOpenDolphinのコンセプトを解説しよう。

OpenDolphinについて

　OpenDolphin（オープンドルフィン）はライフサイエンス コンピューティング株式会社（旧株式会社デジタルグローブ）の皆川和史が開発したオープンソースの電子カルテだ。経済産業省の公募プロジェクトで2001年に開発がスタートし、当時の名称はeDolphinであった。2004年にオープンソース化し、名称をOpenDolphinに変更。以来、診療所向け電子カルテとして幅広い支持を得ている。

　OpenDolphinはインターネット上でソースコードが公開されており、誰もがこのソースコードにアクセスできる。開発者や医療従事者がソースコードを参照し、改良することが可能だ。もちろんOpenDolphinをダウンロードし、パソコンにインストールすれば無料で電子カルテを運用することも可能となる。

　一方で、OpenDolphinには製品版も存在する。OpenDolphinは無料の電子カルテとして注目を集め、多くのユーザーの支持を得るに至ったが、インストールや設定に知識を要し、初心者が扱うには難しい。臨床のかたわら、患者の診療記録である電子カルテデータを医師やスタッフが安全かつ継続的に管理・運用するのは大変なことだ。その点、製品版OpenDolphinはオープンソースのOpenDolphinをエンジンとして各種ツールや機能を追加、インストールやサーバの設定を大幅に簡略化し、サポートとともに小規模の診療所でも効率的に運用管理できるようになっている。

　OpenDolphinは今日まで継続的に改善が加えられ、2001年当時のオリジナルコードのほとんどが新機能の追加やクラウド化のための重要なアップデートを反映している。たとえば、セキュリティ対策（VPN）、クラウド化（仮想技術VM）、サーバ管理機能、Java EE化、予定カルテなどだ。これらはオープンソース版、製品版を問わず、ユーザーの意見や要望をフィードバッ

クした結果である。その時代の最新技術に応じてアップデートされていくが、オープンソースであり、ユーザーの声を常に反映させながら行う開発コンセプトは変わらない。

OpenDolphin開発の経緯

　OpenDolphinのスタートは、2001年に経済産業省が地域医療連携を目的に実施した公募事業において、宮崎大学や熊本大学、京都大学、東京都医師会などが中心となって進めていた地域医療連携ドルフィンプロジェクトが採択され、その開発を受託したのが発端だ。

　後にDolphinプロジェクトと呼ばれるこのプロジェクトは、異なる電子カルテ間で医療情報を交換するために定義したMML（Medical Markup Language）の開発を端緒とするもので、採択されたのは電子カルテにMMLを採用し、地域医療連携を達成するという事業案であった。

　もっとも降って湧いた幸運として開発を受託したのではない。正式に受託する2001年以前にも、Dolphinプロジェクトに対して試作と提案を2年ほど繰り返し行っている。

年	開発状況
2001年	経済産業省の公募事業で採択された案件（通称ドルフィンプロジェクト）から開発を受託。ORCAとの接続に成功
2002年	実証実験報告（Seagaia Meeting 2002）
2003年	改良報告（Seagaia Meeting 2003）
2004年	Dolphinプロジェクトから独立し、OpenDolphinとしてオープンソース化
2005年	Java EEに対応（JBoss 3.2.6＋EJB 2.0）
2006年	Mac対応（JDK 1.4）
2007年	ASPサービス開始
2008年	コロケーションクラブ設立
2009年	iPhoneアプリEHRTouch発売
2010年	iPad対応
2011年	日本IBMのパートナーソリューションに認定される
2012年	国際モダンホスピタルショウに初出展
2013年	OpenDolphinクラウドサービス開始
2014年	開発10周年を迎える。OpenDolphinクラウドZERO発売

　同年には日本医師会が開発・公開する日医標準レセプトソフト（通称ORCA）との接続に初めて成功する。ORCAとの接続は開発要件のひとつだったためだ。これにはちょっとしたエピソードがあって、この接続成功の30分後には医師の高橋究氏が開発した電子カルテWINE STYLEも接続に成功している。順序がこうなったのは高橋氏が日医総研の会議室に遅れたためだ。だから実際には接続成功は同着1位というのが妥当だろう。

　2004年にはDolphinプロジェクトから独立、オープンソースとし、名称もeDolphinからOpenDolphinに変更した。eDolphinは政府の補助金によって開発されたことから権利は国に、そしてこのプロジェクトを推進した宮崎県医師会や肥後医育振興会にも権利は帰属すると考えるのが当時は妥当であった。しかし同時期には、米国のバイ・ドール法が関係者の間で強く意

識されており、特許権などの知的財産権は国ではなく、開発者である民間企業などに帰属させて発展を図るべきだという共通理解のもと、開発は引き続き皆川が行い、皆川の判断によりオープンソースとして公開されることになった。

　OpenDolphinはJavaで記述されており、現在はLinuxのほか、WindowsやMacでも動作する。Java EE（Enterprise Edition）に対応したのが2005年だが、当時のJBoss 3.2.6とEJB 2.0のコンビは性能的に不満の残るものであった。そして、Macに正式に対応できたのが2006年である。当時、MacのJavaがまったく使い物にならず、動作はするもののとても公開に堪えない代物であった。JDK 1.4が公開され、ようやく快適に動くようになったので、このとき初めてMac対応をうたったのだった。

　2007年にはデジタルグローブがOpenDolphinのASP（Application Service Provider）サービスを開始。これが製品版OpenDolphin初の上市である。オープンソース化10周年となる2014年には、従量課金制のクラウドサービスOpenDolphinクラウドZEROが発売された。

オープンソースとしてのOpenDolphin

　OpenDolphinはオープンソースであり、ライセンスはGNU General Public License（GPL）バージョン3.0である。GPLとして公開されたソフトウェアは、自由に配布や改造をしてよい。ただし、その際には派生物もGPLとして公開することが義務で、全ソースリストの公開を求められるというものだ。

　オープンソースとしてのOpenDolphinの特徴は、コミッタが存在しないことだ。オープンソースのオフィスソフトなどでは、多くの人が開発を行い、それを1人のコミッタがマージ（統合）するのが一般的だ。その結果、プログラムは1つのソースコードに統合され、1つの製品となるわけだ。一方、OpenDolphinにはコミッタがいないため、各人が開発したプログラムそれぞれが独立した形で公開されている。ただし、ソースコードはGitHubなどのソフトウェア開発プロジェクト用共有Webサービスで共有されており、他の開発者が開発した成果物のソースを取り込んでマージすることが可能となっている。

　たとえば皆川が開発しているOpenDolphinでは、元町皮ふ科（札幌市）院長の松村哲理氏が開発したシェーマエディタ、増田内科（和歌山市）院長の増田茂氏が開発した排他制御やGUI、新宿ヒロクリニック（東京都）院長の英裕雄氏が開発した処方箋印刷機能などを採用。JBoss AS（Application Server）6から7への移行ではレッドハット株式会社の木村貴由氏のコーディングに負っているほか、デプロイ方法や開発環境の構築なども参考にしている。

> **NOTE** シンプルは結果である
>
> OpenDolphinはシンプルだといわれる。「シンプルなのは機能が少ないためだ」と。これは「真」でもあるが「偽」でもある。「真」であるというのは診療所向けに機能を絞り込んだ側面があるのは事実だからだ。しかし本当のところは「偽」である。機能も装飾も少ない廉価なソフトウェアを目指して開発したのではなく、「知的作業者に本当にやさしいソフトウェアはどういうものか」の追求からスタートして開発した結果がシンプルに行き着いたのだ。
>
> 皆川がかつて勤務していた光学メーカーの設計部では、「製品は意外性がないと売れない」とよくいわれたという。OpenDolphinではボタンやメニュー、コンボボックスなど、いわゆるウィジェットの類は存在しないか、極力抑えられている。特に大学病院を退職して開業する医師のOpenDolphinへの評価が「必要十分だ」「シンプルで使いやすい」「(ウィジェット類がなくても) 発想を変えれば実現可能なのだ」と特に高いのは、かつての勤務先医療機関で日常的に使用していた業務用ソフトウェアとの比較で意外性を感じるからではなかろうか。

OpenDolphin開発の着眼点

　医療機関や診療科、医師によって電子カルテに対する要望や好みは多種多様で、要件はそれらを掛け合わせたほど多数あるわけだ。OpenDolphinの開発に着手した2000年当時、これらをGUIのボタンやメニュー、コンボボックス、テキストボックスなどを組み合わせて実現しようとしていた。

　これよりもさらに4、5年前、皆川はとある論文に接しており、それによると「ユーザーインターフェイスは白い紙やキャンバスのようにフラット」「階層がなく、必要なツールはキャンバス周辺にある」「作成手順がなく、好きなところ、都合のよいところから始められる」、そして作成や編集は「いつでも中断でき、いつでも再開できる」のが、知的作業者に必要なインターフェイスだと提案されており、刺激を受けた。そういった素地があったために「こういうアプローチではおそらくだめだ。電子カルテを業務システムのように作ることはできないだろう」と直感し、現在のOpenDolphinにつながる着想を得たのだった。

なんでも取り込め、どこからでも始められるOpenDolphin

　こういった背景があって、OpenDolphinのインターフェイスは現在のものになった。カルテを新規作成すると2号カルテの白い紙が表示される。これはコンテナになっていて画像やシェーマ、テキストはもちろんPDFなどのファイルも入る。その周辺にいろいろな診療行為やシェーマのツールがある。それらをカルテにドラッグ&ドロップすれば取り込まれる。順番や入れ替えも

自由、値の変更や削除、後で追加することも可能だ。画像を先に取り込んでも、テキストを先に入力してもよい。

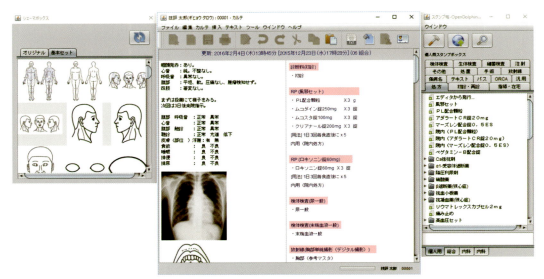

[カルテ]画面の周りに[スタンプ箱]や[シェーマボックス]が表示される。
[カルテ]画面は左側が所見欄、右側が算定欄となっており、所見欄には、禁忌やアレルギー・アナフィラキシー、学術的な診断名や癌のステージ、手術記録や放射線治療履歴、化学療法履歴、感染症情報、家族歴、生活習慣、既往歴、QOL、PS、副作用情報、アネムネーゼ、看護記録、電話対応記録等々の情報を記録しておける

そしていつでも中断できる。仮保存しておいて後で再開したり、編集することも可能だ。

コンテナになっているのでどんな情報でも入る。むしろ、そういう情報が入る電子カルテを志向してOpenDolphinは開発されたのだった。

作成手順を問わないので、前回処方を適用して新規にカルテを作成するとか、全部コピーしてカルテを作成したり、複数のカルテ間でのコピーがドラッグ＆ドロップでできる。開発上のメリットもある。たとえばモダリティや透析システムなどから実施情報を出力し、OpenDolphinがそれを監視・受信するようなファイル共有を行えば、実施情報からカルテを作成することも可能だ。手順がないことは開発者にとっても非常によいことだろう。

OpenDolphinの今後の展望

　環太平洋パートナーシップ（経済連携）協定（TPP）への日本の参加で、日本の医療・保険制度は外圧にさらされるだろう。また、医療ツーリズムによる外国人患者の受け入れ、逆に日本の医療機関の海外展開も今後より盛んになっていくだろう。

　医療の自由化が進展したとき、OpenDolphinをはじめ日本の電子カルテは追随できるだろうか。日本の独特な診療報酬制度によって電子カルテやレセプトソフトが保護されてきた側面は否めない。診療報酬請求業務があまりにも複雑で、電子カルテの開発がそれに引きずられていた側面もある。海外の電子カルテと比べ、電子カルテが本来持つべき機能の実装が不十分なのではないか。海外には十数種類のオープンソースの電子カルテがあるというが、OpenDolphinはそれらに対抗できるだろうか。OpenDolphinは今後を見据え、メンタルヘルスケアを手始めに、海外展開を図っていく予定である。

　ライフサイエンス コンピューティングでは、日本初医療の国際ネットワーク化を目標に、手始めとして再生医療のネットワーク構築に着手し始めている。再生医療ではヒトの細胞をいったん取り出し、培養・加工して再び体内に戻すため、初診時の情報・トレーサビリティに対応した電子カルテなどの医療システムが重要になるであろう。

　IBMの人工知能システムWatson、AppleのResearch Kitなど、医療や健康関連のビッグデータ解析の進展が著しい。オープンソースのOpenDolphinならそのインフラとして活用できる。誰でも簡単にOpenDolphinを使えることを目標に、ヘルプやマニュアルの充実を図っていくので、ぜひインフラとして使用してほしいと願う。

SECTION 02

OpenDolphinオーバービュー

OpenDolphinとはどんな電子カルテなのか、ほかの電子カルテとの違いや強みは何なのか。
7つの視点からOpenDolphinの全体像をとらえるとともに、
OpenDolphinの開発やカスタマイズの先駆者でもある医師に、
OpenDolphinについて考察したレポートを寄稿してもらった。

OVERVIEW 001

OpenDolphinは無料である

オープンソースの電子カルテである。誰でも無料で利用でき、診療内容や利用スタイルに応じて自由にカスタマイズできる。
試用期間などはないので納得いくまで試してから自院に導入できる。自分で維持管理するのが難しいなら、それらをシステムインテグレータに任せることも可能だ。

OVERVIEW 002

OpenDolphinは無床診療所向けである

無床診療所向けに開発された2号用紙に特化した電子カルテである。有床診療所向けには増田内科の増田茂医師が開発したバージョン「OpenDolphin-m」もオープンソースとして公開されている。

OVERVIEW 003

OpenDolphinは自由度が高い

どこからでも書き始められ、画像やファイルなどなんでも取り込める自由度の高い電子カルテである。煩わしい操作手順や手続きは不要のシンプルなインターフェイスで直感的に使える。OpenDolphinの最大の特徴「スタンプ機能」を使いこなすと、カルテ記入の手間や時間を大幅に削減できる。

OVERVIEW 004

OpenDolphinは
WindowsでもMacでも使える

Windows、Macなど、OSを問わず利用できる電子カルテである。インターフェイスはWindows、Macともほぼ同じ。WindowsやMacが混在した医療機関でもカルテの作成・閲覧はもちろん、患者情報の共有もスムーズに行える。

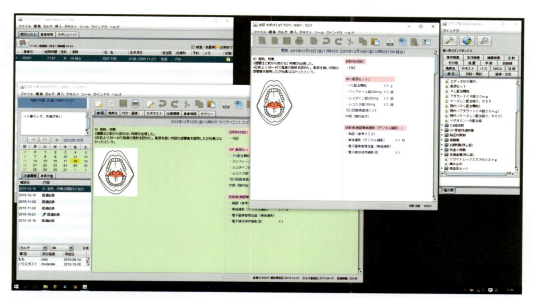

WindowsでOpenDolphinを起動した状態

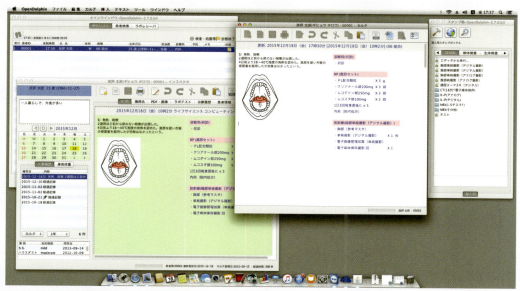

MacでOpenDolphinを起動した状態

OVERVIEW 005

OpenDolphinは
レセコンORCAと連動する

日医標準レセプトソフト（通称ORCA）と連動して動作する電子カルテである。OpenDolphinで診療行為を記録し、ORCAで会計、処方せんや領収書などの各種帳票の作成・印刷、診療報酬請求などを行う。ORCAも日本医師会が無料で公開するレセプトソフトなので、電子カルテ・レセコン環境を無料で構築することも可能だ。

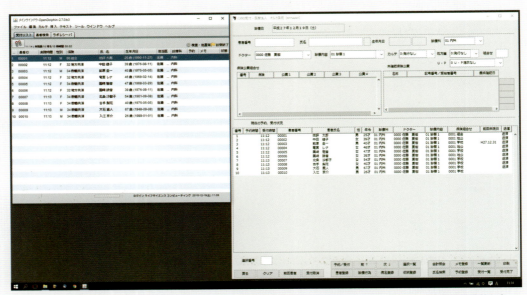

OpenDolphinとORCAをワイドモニタで左右に並べて表示させた状態。このようにして運用している診療所の受付も多い。ORCAサーバのインストールはLinuxに限られるが、ORCAクライアントはOSを問わないので、WindowsやMacでの利用が可能だ

OVERVIEW 006

OpenDolphinは
iPadアプリなどが充実している

製品版OpenDolphinでは、周辺プログラムや関連アプリも充実している。各種モダリティとの連携やビューア連動、オープンソースの医用画像解析ソフトとして有名なOsiriXと連動が行えるオプションもある。コニカミノルタヘルスケア株式会社が発売する医療用画像オールインワンシステム「Unitea α CIS」の電子カルテ機能として「OpenDolphinクラウド」が搭載されている。

iPad/iPhoneアプリとの連携も早い時期から着手されており、外出先でカルテ入力や参照が行える「SuperEHRTouch」(iPad対応)、音声入力支援「VisitTouch」(iPad/iPhone対応)、専用ビューア「DolphinPro for iPhone/iPad」(iPad/iPhone)がApp Storeで入手できる。

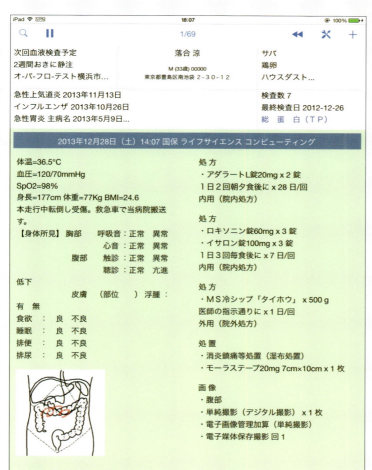

在宅医療などでの活用のほか、院内のどこでもカルテを軽快に閲覧できると人気が高い「SuperEHRTouch」

OVERVIEW 007

OpenDolphinの開発には
医師のユーザーも多数かかわっている

オープンソースのOpenDolphinは誰でもカスタマイズや機能を追加したり、ソースコードを基に独自のOpenDolphinを開発して公開できる。そしてこれらを多くの医師自身が行っているのもOpenDolphinの特徴だ。

中でも、OpenDolphinのシェーマエディタを開発した元町皮ふ科院長の松村哲理氏、有床対応版OpenDolphin「OpenDolphin-m」（ライフサイエンス コンピューティングが開発するOpenDolphinを「LSC版」、増田氏が開発・公開するOpenDolphinを「増田ファクト版」と呼称することもあるようだ）を開発・公開する増田内科院長の増田茂氏は、古くからのユーザーであり、OpenDolphinの成長と充実に大いに貢献してきた医師である。この両氏に、OpenDolphin導入経緯や開発動機、展望などを寄稿してもらった。

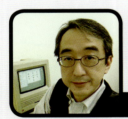

REPORT 01
"OpenDolphinの稼働成功で開業を決意した" パイオニアが明かす 導入エピソードとカスタマイズの目的

松村哲理（元町皮ふ科院長）

URL ● http://www.motomachi-hifuka.jp/
所在地 ● 札幌市東区北23条東16丁目1-11 元町メディカルビル2階　開設 ● 2008年　診療科目 ● 皮膚科

「これならいける」と確信して開業を決意

当院は2008年に札幌市東区のビルで開業した皮膚科クリニックである。開業準備を始めたのはその2年ほど前だが、学生時代からコンピュータいじりが趣味だったため、電子カルテとレセコンは自分で管理できるものがほしいと思っていた。当時、レセコンについてはオープンソースのORCAが公開されており、自力で運用している医師が多数おられた。電子カルテではダイナミクスが有名だったが、私はMacintoshユーザーなので、1日中Windowsの画面を見ながら仕事をするのは精神衛生上とても無理だなと思っていた。

そんなときに、Web検索でデジタルグローブ（現ライフサイエンス コンピューティング）のOpenDolphinに遭遇した。ソースが公開されていたため、ソースコードを少しずつ読みながらOpenDolphinのWebページをフォローしていたところ、バージョン1.2になったころ

に、「ビルドコース」というビルド方法を記載したページが公開された。それを参考にしながら試行錯誤を繰り返しているうちに、ついに自宅のMacintoshでOpenDolphinを動かすことに成功した。

その後、自宅で診療シミュレーションを繰り返し、「これならいける」と確信した時点で開業に踏み切った。あの「ビルドコース」のページがなかったら、私は開業していなかったかもしれない。開業時、ソフトウェアは自己運用のOpenDolphinとORCA、ハードウェアはできるだけ中古でそろえたので、IT関連の開業費は非常に低く抑えることができた。趣味と実益が結び付いたわけだ。

「OpenDolphin日記」に稼働状況を記録・公開

OpenDolphinインストールやカスタマイズ関連の記録は「OpenDolphin日記」(http://opendolphin.motomachi-hifuka.jp/)というブログに、改変したソースはBitbucket(https://bitbucket.org/pinus/)に公開している。

現在、Xenの仮想マシンとして、OpenDolphin、ORCAのサーバを構築して運用している。クライアントは事務と看護師用のWindowsが3台、自分用のMacintoshが1台である。カルテ総数は2万を超えているが、動作が遅くなったという感じはまったくなく、きびきび動いてくれている。

トラブル対策として、毎日業務終了後に別のサーバマシンに仮想マシンを丸ごとバックアップしている。さらにデータベースのダンプファイルを暗号化して自宅サーバに転送して保存している。ハードウェア故障に対応するため、院長室には中古のコンピュータやパーツがごろごろしており、さながら、あやしい中古パソコン屋のようになっている。

これまで経験したトラブルとしては、メモリ故障、液晶ディスプレイ故障、グラフィックスボード故障などがあったが、診療が止まるようなトラブルにはならなかった。いずれも自分で部品交換して対応した。

拡張・カスタマイズのきっかけと実践状況

OpenDolphinを初めて使ってみたとき、ユーザーインターフェイスが非常にシンプルでわかりやすいと感じた。一方、サーバのほうはJBoss Application Serverを使った信頼性の高いものになっていた。つまり、データベースの難しい仕組みのことはあまり気にせずに、シンプルに作られたクライアント部分を自分好みにカスタマイズしていくことができる構造で

あった。これなら自分でも手を入れられそうだと考えてカスタマイズに着手した。

　カスタマイズのための情報としては、JBoss関連の情報はインターネットで調べることができたが、OpenDolphinについてはほぼソースコードだけだった。ソースコードを読みながら動作確認をして、少しずつプログラムの全体像をつかんでいった。

　実際のカスタマイズでは、ソースをいじったら実際の診療で使ってみてバグのチェック、診療終了後にバグを直すという繰り返しである。OpenDolphinにかけた時間は相当なもので、プログラミングを趣味として楽しめないとできないことだと思う。

目的は自分だけの使いやすい道具にすること

　これまでいろいろカスタマイズしてきたが、大きなところではシェーマエディタの改造がある。皮膚科診療ではシェーマに皮疹の形や部位などを記載することが多く、オリジナルのシェーマエディタでは若干物足りなかったため、オリジナルのソースコードをベースにして、機能を追加したシェーマエディタを作った。これは本家のOpenDolphinにも採用されているようだ。現在当院では、さらにJava FXで作り直したものを使っている。

　また、皮膚科では病名操作が多いので、病名インスペクタを新たに作成して、ショートカットキーで病名の操作をできるようにしている。病名操作にかかる時間がかなり短縮された。

　私のカスタマイズの目的は、OpenDolphinを自分だけの使いやすい道具にするということである。医師にとって診療スタイルは十人十色で、ほかの医師が使いやすいと思う機能が、必ずしも自分の使いやすい機能になるとはかぎらない。そのため、最新バージョンや、ほかのユーザーが公開しているソースをそのまま追従するのではなく、自分の欲しい機能を自分に合わせて組み込んでいる。私の公開しているソースコードにも使えそうな部分があれば、そのような形で利用していただければと思う。

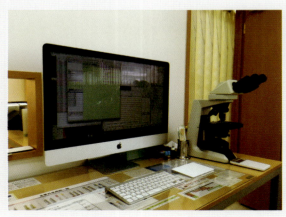

診察室では27インチiMacを使用している。OpenDolphinはターミナルから起動、サーバのログも「tail -f」で常に表示し、異常をリアルタイムで検出できるようにしている

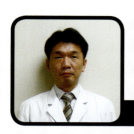

REPORT 02

"導入するならOpenDolphin、
あとは診療に合わせたカスタマイズができるかだ"
OpenDolphin-mはここから始まった

増田茂（増田内科院長）

URL ● http://www.masuda-naika.net/　所在地 ● 和歌山県和歌山市松江北4丁目3番30号
開設 ● 2009年（継承開業）　診療科目 ● 内科、循環器内科

OpenDolphin-mの開発はここから始まった

　高齢化に伴う医療需要増加は必然であるにもかかわらず、医療費削減が喫緊の課題だとマスコミがはやし立てている。診療報酬があたかも医師の所得であるかのようにミスリードされ、医師や医師会への風当たりが強い。診療報酬は医療機関全体の収入であり、それを財源として医院開設・施設の維持、医師のみならず、看護師・薬剤師・事務員の給与を賄っているものである。医療費削減の流れは避けられず、高度成長期と違い、医療機関の利益率悪化が国策により確実に約束されている現状では、医院を維持し地域医療と職員の雇用を守るには、医療機器への過大な投資は控えざるを得ない。

　大手メーカー製電子カルテシステムを運用する場合、初期投資に数百万円、維持に月数万円かかるうえに、5〜8年ごとに更新する必要がある。加えて、メーカー間のデータ移行はほぼ不可能である。いわばカルテが人質になってしまい、一度導入すれば閉院まで使い続けなければならない。当院のような小規模診療所にはコストに見合うメリットはないと考えていた。

　医院継承時、レセプト電算義務化を数年後に控えていた。コストを考えるとORCA導入が必然であった。ORCA導入する場合、職員に操作法を教育する必要があり、まず私がORCA習熟に努めた。ORCAの操作は短縮コードやセットなど、慣れれば素早く扱えるが、古典的でとっつきにくい。ORCAに慣れるより、むしろ、医師が診療録を記載していく過程で診療行為入力を完了させ、職員がORCAをほぼ操作しないで済む方法がないかと考え始めた。

　そこで出会ったのがオープンソースのOpenDolphinである。OpenDolphinは、プログラマーの都合で決められた、処方や指導料など入力用のフォームを持たず、2号用紙を模したフォームに自由にスタンプを配置していけば、診療行為をORCAに送信してくれる。このアーキテクチャが画期的であった。導入するならOpenDolphin。あとは自分の診療フロー

に合わせたカスタマイズができるかだ。

　当時私もJavaが何かわからなかった。実際、「Webブラウザで動く何か」と勘違いしていた。開発元のデジタルグローブ（現ライフサイエンス　コンピューティング）がソースコードを公開していたが、構築法に関する情報は皆無であり、ビルドすらできなかったところ、元町皮ふ科（札幌市）の松村先生がビルド済みアーカイブを提供してくださり、それを利用して初めてOpenDolphinを動かすことができた。一度動き始めれば、あとはJavaを勉強しながらゆっくり機能拡張していけばいい。ここからOpenDolphin-mが始まった。

操作は最小限、診療をスムーズに行うことが最優先

　OpenDolphin-mのカスタマイズポリシーは、療養担当規則にのっとったカルテを、電子カルテ操作に時間を取られず、診療をスムーズに行えるようにすることである。OpenDolphin-mに実装した機能のうち、このポリシーに特に沿うと思われる機能をいくつか紹介しよう。

「基本料」スタンプ ● 内科再診時の算定項目は、再診料に加え、外来管理加算や特定疾患療養管理料、特定疾患処方管理加算、長期投薬加算、薬剤情報提供料などがある。それらはOpenDolphinで入力せずともORCAで自動算定可能であるが、療養担当規則によると、医師の判断に基づきカルテに記載のうえで算定するのが原則である。OpenDolphinで算定項目を漏らさず入力し、OpenDolphinから送信された情報に基づきORCAで会計するのが正しいフローだ。

　特定疾患療養管理料は、特定疾患を主病としその指導を行った場合、月2回を限度として算定できるものである。算定するには対象病名があるかどうか、月何回目の受診かを確認する必要がある、算定する場合はカルテの処置欄に算定したことを記載しておかねば、自主返還の対象となりかねない。

　このような面倒な算定可否を自動判断し、内科の基本的な診察料をまとめたスタンプを簡便に作成できるのが、「基本料」スタンプ機能である。

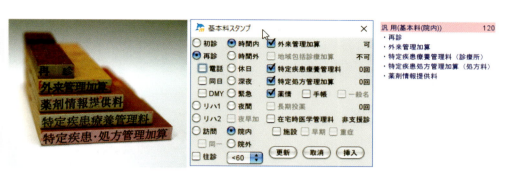

「基本料」スタンプ

複数スタンプ処理 ● 内科は患者ごと病態に応じたテーラーメイド処方を継続処方することが多く、約束処方はあまり使わない。Do処方を容易にするため、複数スタンプを同時選択しドラッグ＆ドロップ可能としている。

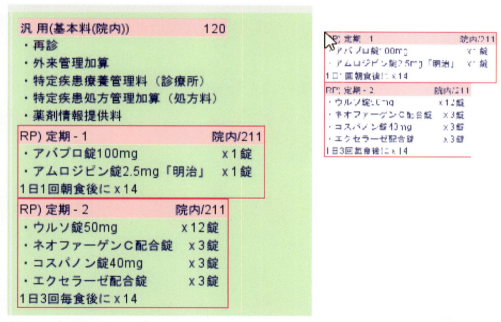

複数スタンプのドラッグ＆ドロップ

　処方エディタでは複数スタンプ（用法ごとの複数剤）を同時編集可能としている。これにより朝の薬剤を夕に移動するような編集が容易になった。

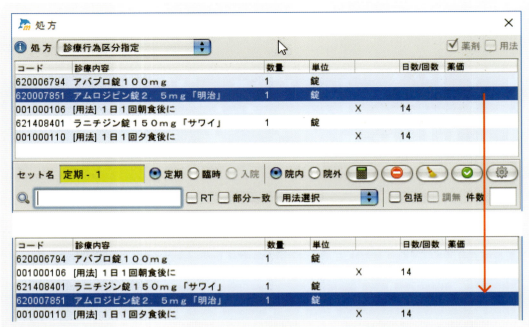

複数剤の編集

検体検査パネル ● 内科で頻用する検体検査をチェックボックスで選択入力できる、検体検査パネルを作成した。一覧性に優れ、セット項目の作成やスタンプへの項目追加が容易である。

検体検査パネル

チャート状態同期 ● かつてのOpenDolphinは、受付情報やチャート状態の更新チェックを30秒ごとにサーバにポーリングしていた。複数クライアントがある場合、各クライアントのチャート状態の変化に応じて排他処理を行うためには、サーバからのプッシュ通知が必要であると考えた。OpenDolphin-1.4m時代にJava Messaging Serviceを利用して、チャート状態同期を実現した。後にOpenDolphinがREST化した際、皆川和史氏にその理由を尋ねたところ、院外アクセスに対し、セキュリティ上HTTPポート以外を開けられない場合があるということであったため、OpenDolphin-2.2mではComet long polling機構を採用した。Cometを用いたチャート同期・排他処理はLSC版にも取り入れられている。ORCAで患者を受け付けるとOpenDolphinの各クライアントに即反映されるのは、このコードによって実現されている。現在OpenDolphin-mではこれをWebSocketで実装している。

カルテ印刷 ● 医療機関は開業約1年後に厚生局による新規個別指導があり、指定された10人分の初診からの診療録を持参しなければならない。かつてOpenDolphinは1日ずつのカルテ印刷機能しかなかったため、個別指導に呼ばれるまでに、カルテをまとめて印刷する機能を作成する必要があった。当初は画面イメージの印刷であったが、後にしおり付きPDF出力機能に進化させた。これはLSC版に取り入れられており、皆様のお役に立っているのではないだろうか。

モダリティー連係 ● X線と超音波検査画像はDICOMサーバで管理している。カルテへの画像貼り付けを容易にするため、dcm4che tool kit 2を利用し、DICOMクライアントと簡易ビューアを統合した。WeasisやOsiriXとのID連係も可能だ。心電図はOpenDolphin-mから心電図ビューアFEV-40を開くことができる。FEV-40はWindows用プログラムだが、(LinuxやMac OS XなどのUnix系OS上でWindows用ソフトを動作させる)Wineを使えばMac OS Xでも実行可能なようだ。また、FEV-70とFCRに患者情報出力が可能である。

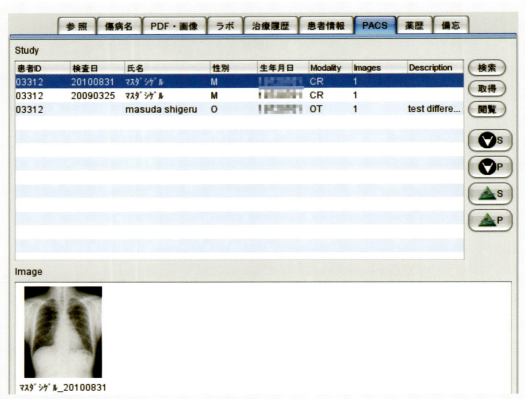

DICOMクライアント機能

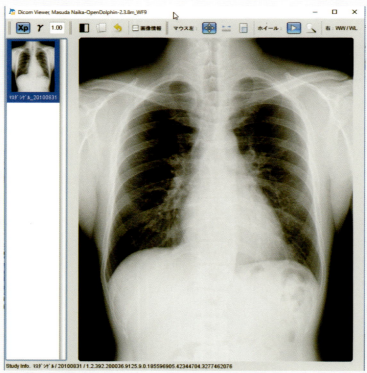

簡易DICOMビューア

全文検索 ● OpenDolphinにはカルテ内検索機能がない（旧グッデイ版は、表示されているカルテ範囲内での検索機能を有していたようだ）。

これには理由がある。カルテ内容はDocumentコンテナのModuleコンポーネントとして記録されるが、JavaオブジェクトをXML化し、それをバイナリに変換して永続化されている。そのため全文検索する場合、全Moduleをデコードのうえで文字列の逐次検索をする必要があり、非常にコスト高な処理が必要なのだ。

OpenDolphin-mでは全文検索機能を実装するためにHibernate Searchを採用した。Hibernate Searchはオブジェクトの永続化時に索引を自動的に作成してくれる。Hibernate Searchにより、全文検索はわずか数秒で完了する。

レセプトビューア・簡易点検機能「レセ天」 ● ORCAのレセプトチェック機能と重複するが、レセプト閲覧と病名抜けチェック機能を実装した。レセ天を使えば患者一覧からダブルクリックでインスペクタを開いて病名編集できる。レセプトチェック機能は簡易なものであることもあり、数秒でチェック可能だ。

レセプト簡易点検機能

OpenDolphin-mをめぐる状況と開発予定

LSC版の最新ソースコードを拝見すると、LSC版OpenDolphinは国際化の方向で開発が進むようである。OpenDolphin-mはそれらを随時取り入れながら、今までどおり全般的なリファクタリングとユーザーの意見を反映した医師視点での拡張を続けていく予定である。

OpenDolphin-1.4mまではソースコードおよび導入法を一般公開していたが、某掲示板でいわれなき中傷を受けたため、2.2mよりソースはGitHubで一般公開、導入書は直接連絡してこられた方に限り提供してきた。2.3.8mも同様であったが、あるITベンダーがOpenDolphin-mのソースコードを利用し、私への連絡もないまま有償提供している疑いがあり、2.3.8m_WF9版よりプライベートリポジトリに移行した。既存ユーザーに対しては実行ファイル・ソースコードおよび導入サポートを継続提供している。なお、オープンソースソフトフェアのフリーライドに関しては賛否両論あろうが、私は好まない。

　最後に、OpenDolphinのソースコードを公開してくださったライフサイエンス コンピューティングの皆川様、OpenDolphinカスタマイズの先駆者である元町皮ふ科の松村哲理先生、機能改善に協力してくださりOpenDolphin-m導入記を真っ先にWebサイトに書いてくださった橋本医院の橋本公昭先生と加藤文太郎様にあらためてお礼申し上げたい。

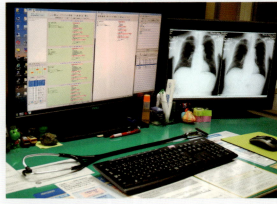

診察室のOpenDolphinクライアント

増田内科のOpenDolphinサーバ環境
ハードウェア
● Lenovo ThinkServer TS130（CPU ● Intel Xeon E3-1225／HDD ● 1TB×2 RAID1／OS ● Windows Server 2008 R2 Foundation）

ソフトウェア
● OpenDolphin-2.3.8m_WF9
● 心電図ファイリングFEV-70（フクダ電子）
● Conquest DICOM server
● ORCA Ver 4.8 (on VirtualBox)

OpenDolphin構築に際し、Linuxを選択するユーザーが多いが、増田内科ではWindows上で構築している。今までWindowsが原因のトラブルはない。サーバは、OpenDolphinサーバ、DICOMサーバ、心電図ファイリング、ORCAの1台4役である。ハードディスクはRAID1を構築している。一度ハードディスクが故障したことがあり、RAIDに助けられた。OpenDolphinは堅牢なシステムであるが、停電やハードウェアトラブルに対する備えは万全にしたい

SECTION 03
OpenDolphinのアップデートサイトと本書記事内容への質問

OpenDolphinは日々改良されており、本書刊行以降もアップデートは随時行われる。
最新のOpenDolphinをダウンロードできるWebサイト、
および本書に関する質問の受付先を紹介する。

| OpenDolphinのアップデートWebサイト |

OpenDolphinクライアント

https://i18n.opendolphin.com/dolphin/client/OpenDolphin.zip

評価版OpenDolphinクライアント

https://i18n.opendolphin.com/dolphin/test/OpenDolphin.zip

| OpenDolphin関連文書をまとめたWebサイト |

http://dolphin-dev.github.io/

本書記事内容に関する質問

　本書記事内容の不明な点に関するご質問に限り、お問合せを受け付けております。下記の専用メールアドレスにメールをお送りいただくか、URLのWebサイトにアクセスしてください。ご質問の内容によっては回答に日数を要する場合があります。また、技術的なご質問等には回答を差し控える場合もありますので、ご了承ください。

　電話やFAX、郵便によるご質問はお受けできません。パソコンやOSの基本的な操作や知識、パソコン本体やプリンタなどの周辺機器、ネットワークの設定方法や選定などは、本書の内容の範囲外ですので、これらのご質問には回答できません。

質問専用メールアドレス

opendolphin-pg@lscc.co.jp

※落丁、乱丁本などはお取り替えいたしますので、技術評論社販売促進部までお送りください。連絡先は巻末をご参照ください。

CHAPTER

2

OpenDolphinの
インストール

手持ちのパソコンにOpenDolphinをインストールする手順を解説する。
評価版OpenDolphinを使ってOpenDolphinのルック&フィールに触れる方法、
Linux専用パソコンを用意して
OpenDolphinサーバとORCAサーバを本格的に構築する方法の
2種類の方法をビジュアルにわかりやすく説明する。
OpenDolphinサーバの起動・終了方法は本章SECTION 03を参照してほしい。

OpenDolphinの動作環境とインストール方針

電子カルテとしてOpenDolphinの使い勝手はどうか。レセプトソフトORCAとの連携はうまくいくのか。
大切な患者情報の記録・管理から診療報酬請求まで、
日常的な医療行為や医療事務においてOpenDolphinは本当に実用に堪えるのか。
その第一歩としてOpenDolphinをパソコンにインストールし、
体験・吟味するのに必要な機材や方法を解説する。

OpenDolphinを体験する2つの方法

　無料の電子カルテOpenDolphinの存在は知っていても、導入に至る各種設定が難しそう、どんな機材が必要かわからないなどの理由から躊躇していた人も多いのではないだろうか。OpenDolphinを体験するだけなら難しい作業や知識はほとんどいらない。

　本書では、体験したい程度やインストール後の利活用の度合いに応じて、2つの方法を想定して解説している。

　気軽に電子カルテを試したい、OpenDolphinのインターフェイスなど雰囲気に触れてみたいなら、普段使いのWindowsパソコンやMacパソコン1台あればよい。これを方法1として、

● 評価版OpenDolphinをインストールする（CHAPTER 02 −SECTION 02）

方法を紹介する。OpenDolphinはJavaで記述されているので、インストール手順はWindowsでもMacでもほとんど変わらない。OpenDolphinは本来、ORCAとセットで機能するものだが、評価版OpenDolphinにはあらかじめサンプルの患者情報が登録されており、来院患者の新規カルテを作成したり、編集するといったシミュレーションが、ORCAなしでできるようになっている。

　方法2は、パソコンやネットワークの知識、機材、やや複雑な作業を要するものの、本格的な電子カルテとして自院で利用したい、ORCAと連携させ、診療報酬請求まで行いたい読者を対象に、

● LinuxパソコンにOpenDolphinサーバをインストールする（CHAPTER 02 −SECTION 03）

● そのうえで、Windows／MacパソコンにOpenDolphinクライアントをインストールする（CHAPTER 02 -SECTION 04）方法を述べる。ネットワーク上にはORCA専用パソコンも設け、ORCAで患者受付→OpenDolphinで患者情報受信→カルテ作成・修正→ORCAで会計・処方せん発行まで行うことを想定している。医療機関の規模や医療スタッフの人数にもよるが、医師、看護師、受付からなる最小限の無床診療所なら、これで十分運用可能だ。

以下では、これらの方法で必要となるリソースや基礎概念などを整理しておく。

Windows／Macに評価版OpenDolphinをインストールする

評価用に作成したOpenDolphinをWindowsやMacパソコンにインストールするというものだ。WindowsパソコンではWindows 7以上、MacパソコンではMac OS X v10.8以上、メモリ4GB以上、ハードディスクの空き容量は数GB程度あればよいだろう。

LinuxにOpenDolphin／ORCAをインストールする

OpenDolphinとORCA専用のサーバを設け、ネットワークに接続するWindowsやMacパソコンをクライアント（端末）として、電子カルテとレセプト業務が行えるシステムを構築するというものだ。OpenDolphin専用サーバ、ORCA専用サーバのように、別個のサーバを運用している医療機関も多いが、小規模の医療機関なら1台のサーバに兼任させてもよいだろう。そこで本書では、1台のパソコンをサーバに仕立て、このパソコンにOpenDolphinサーバとORCAサーバをインストール。ネットワーク上の他のパソコン、たとえば診察室のパソコンや受付のパソコンにインストールしたOpenDolphinクライアントやORCAクライアントで日常業務を行うことを想定した。シンプルな構成ながら、患者データはサーバ専用機で一元管理でき、メンテナンスも楽だ。

あとは患者データのバックアップ態勢を整え、停電などに備えてUPS（無停電電源装置）を導入するなどを検討したい。外部からの不正アクセスやウイルス対策も怠らないでほしい。

本書の内容や操作によって生じた損害および本書の内容に基づく運用の結果生じた損害に

ついては、ソフトウェアの作者および開発元、監修者や著者および出版社は一切責任を負わない。患者のカルテは最重要個人情報のひとつである。ミスや機器トラブルによる消失、漏えいは絶対に避けなければならない。これらを承諾・認識したうえで実行してほしい。

専用サーバ構築の概要と必要なパソコンの性能

　専用サーバを構築し、複数のパソコンを端末としてOpenDolphinやORCAを利用する場合の配置やネットワークを図に示す（併せて本書で例示しているIPアドレスも記した）。診察室や処置室、受付のパソコンにはOpenDolphin、ORCA両方のクライアントをインストールする。カルテ記入、診療報酬請求を1台でこなすことも可能だ。

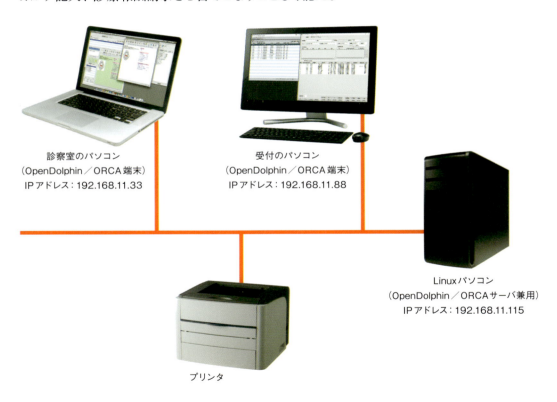

診察室のパソコン
（OpenDolphin／ORCA端末）
IPアドレス：192.168.11.33

受付のパソコン
（OpenDolphin／ORCA端末）
IPアドレス：192.168.11.88

Linuxパソコン
（OpenDolphin／ORCAサーバ兼用）
IPアドレス：192.168.11.115

プリンタ

※各種機器はネットワークで接続されており、固定IPアドレスが割り当てられている

OpenDolphinサーバが要するパソコンの性能は、

CPU	32ビットCPU、64ビットCPUどちらでも可（特別な理由がないかぎり64ビットCPU推奨）／2GHz以上
メモリ	4GB以上
ハードディスク	320GB以上

程度が目安である。

　参考までにORCAサーバはインストールするLinuxのバージョンにもよるが、Ubuntu 14.04の場合、以下が推奨最低環境とされている。OpenDolphinサーバとORCAサーバを兼ねるなら、OpenDolphinサーバで例示した性能のパソコンが1台あればよいだろう。

CPU	64ビットCPU／1GHz以上
メモリ	4GB以上（最低2GB）
ハードディスク	80GB以上

　なお、本書では、ソニーのモニタ一体型デスクトップパソコン「VAIO L SVL2411AJ」にOpenDolphinサーバ、ORCAサーバをインストールし、問題なく動作することを確認している。検証に使用したパソコンの仕様は次のとおりである。

CPU	Intel Core i7／2.3GHz
メモリ	8GB
ハードディスク	1TB

SECTION 02

評価版でOpenDolphinを試す

**電子カルテを試したい、OpenDolphinの雰囲気に触れてみたい要望に応えて
評価版OpenDolphinが用意されている。
OpenDolphinは本来、レセコンのORCAとセットで機能するが、
評価版にはサンプルの患者情報があらかじめ登録されているので、
ORCAがなくてもカルテを作成できる。**

| 評価版OpenDolphinのインストールと設定 |

評価版OpenDolphinのインストール手順を3つのステップで説明する。

ステップ1：Javaの確認とインストール

評価版OpenDolphinの実行にはJavaの実行環境が必要だ。これらはCHAPTER 02 - SECTION 04 の「Javaの確認とインストール」を参考にしてインストールの有無とバージョンの確認を行っておく。

ステップ2：評価版OpenDolphinのダウンロードとインストール

Webブラウザで次のURLにアクセスする。

https://i18n.opendolphin.com/dolphin/test/OpenDolphin.zip

ダウンロードされたZIPファイルをダブルクリックして展開する。

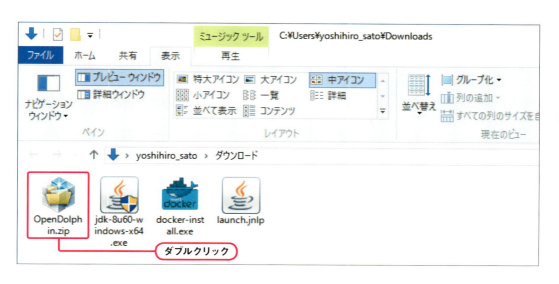

展開された「OpenDolphin」フォルダの「OpenDolphin.jar」をダブルクリックすると、[ログイン]画面が表示される。

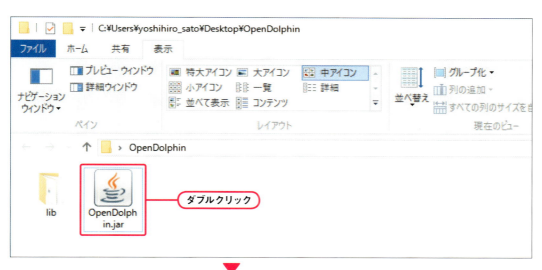

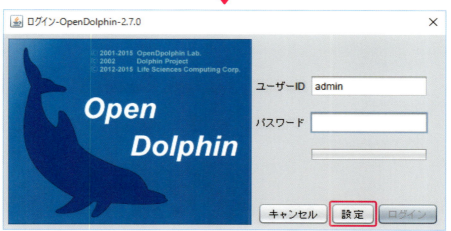

NOTE: Macでの[ログイン]画面の表示方法

展開された「OpenDolphin.jar」をMacで実行するには、「OpenDolphin.jar」アイコンを右クリックして表示されるコンテキストメニューで[このアプリケーションで開く]－[Jar Launcher.app]を選択する。

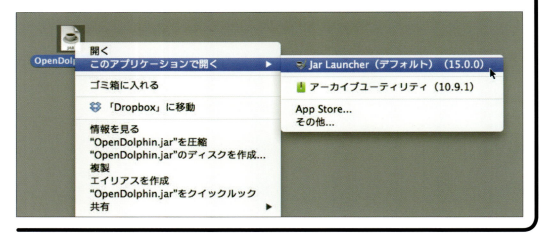

ステップ3：評価用アカウントの作成

　[ログイン]画面の[設定]ボタンをクリックすると、[環境設定]ダイアログボックスが表示されるので[サーバ]アイコンの[評価用アカウント作成]ボタンをクリックする。

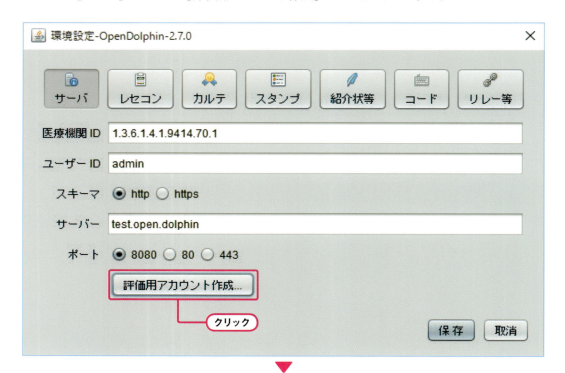

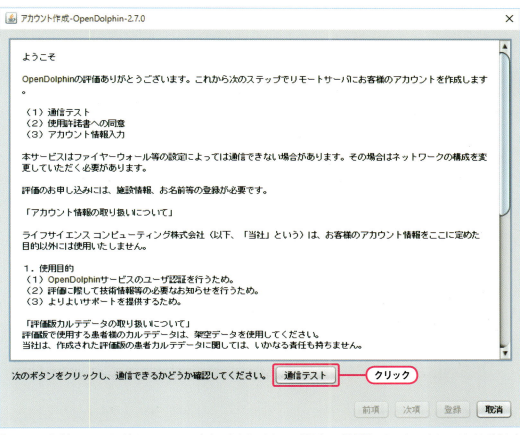

[アカウント作成] ウインドウが表示されるので、文書の内容をひととおり確認する。評価用のサーバにアクセスできるかどうかを確認するので、[通信テスト] ボタンをクリック

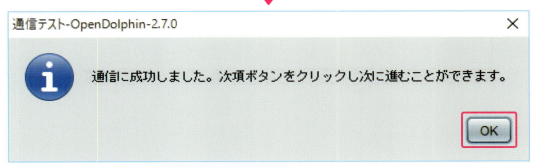

通信に成功すると [通信テスト] ダイアログボックスが表示されるので、[OK] ボタンをクリックしてダイアログボックスを閉じる。[アカウント作成] ウインドウがアクティブになり [次項] ボタンが有効になるのでクリック

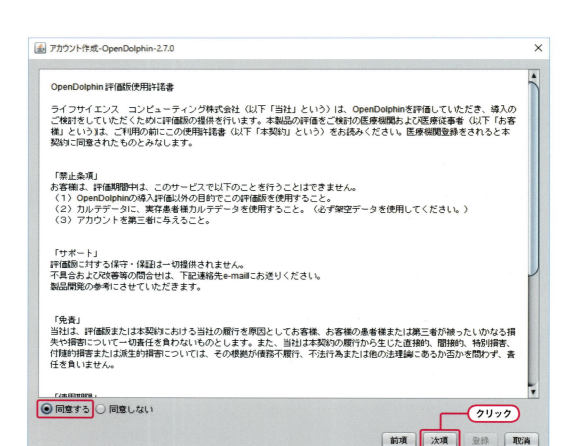

使用許諾書が表示される。内容を確認し、[同意する]ラジオボタンを選択すると、[次項]ボタンが有効になるのでクリック

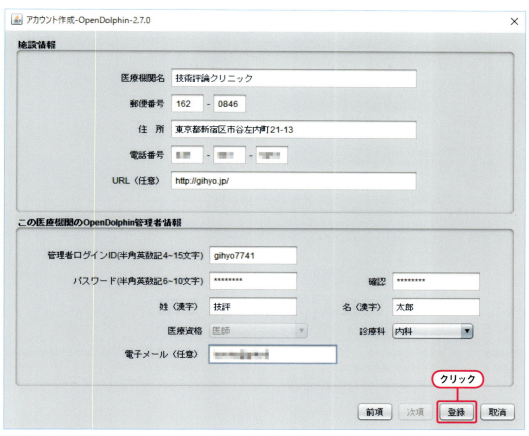

施設情報と管理者情報を入力する。ここで入力する情報は「アカウント情報の取り扱いについて」に基づいて営業等に用いられることはないが、心配なら架空の施設情報・管理者情報を入力してかまわない。必要事項を入力し終えると［登録］ボタンが有効になるのでクリックする（パスワードはメモしておく）

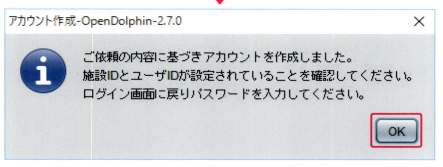

アカウントを作成した旨のダイアログボックスが表示されるので、［OK］ボタンをクリック

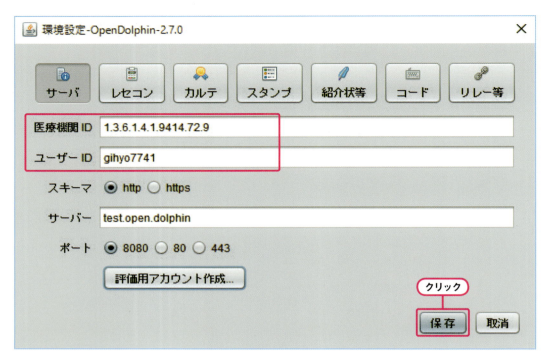

［環境設定］ダイアログボックスがアクティブになる。「医療機関ID」には評価用サーバから割り振られた数字が自動入力され、「ユーザーID」には先ほど管理者情報で設定したユーザーIDが入力されているのを確認できる。［保存］ボタンをクリックする

評価版OpenDolphinを使ってみる

　インストールと設定を終えたら、評価版OpenDolphinを起動する。［ログイン］画面の「ユーザーID」（初期状態では自動で入力されている）、「パスワード」に管理者情報入力で設定した内容を入力し、［ログイン］ボタンをクリックする。

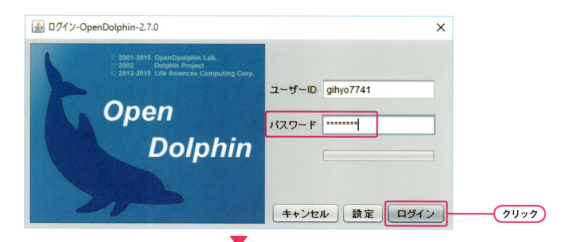

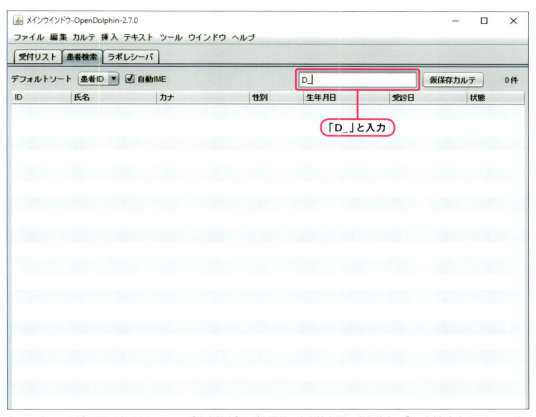

[メインウインドウ]画面が表示されるので、[患者検索]タブを選択。患者検索欄に半角英字で「D_」(大文字のDとアンダーバー)を入力して、[Enter]キーを押す

サンプルとしてあらかじめ登録された5名の患者が表示される

　この患者リストから任意の患者を選択してカルテを新規作成できる(具体的な方法はCHAPTER 05 −SECTION 02「カルテを閲覧・作成・修正する」を参照)。OpenDolphinを終了させる方法は、CHAPTER 05 −SECTION 01の「OpenDolphinを終了させる」で述べている。

　評価版OpenDolphinの削除方法は、CHAPTER 02−SECTION 04のNOTE「OpenDolphinクライアントのアンインストール」で説明している。

SECTION 03
LinuxパソコンにOpenDolphinサーバをインストールする

あらかじめORCAがインストールされているLinuxパソコンに対して、
OpenDolphinサーバをインストールする手順を解説する。
Linuxパソコンの設定とORCA導入方法については、
本書の内容から離れるがCHAPTER 02 −SECTION 05で補足しているので、
LinuxとORCAの導入から始める場合はそちらをまず確認してほしい。

| LinuxパソコンにDockerをインストールする |

　OpenDolphinのインストールを簡便に行うためにDocker（ドッカー）というオープンソースのコンテナ型仮想化ソフトウェアを利用する。ここではDockerの公式Webサイト（https://www.docker.com/）の記述に沿って、LinuxパソコンにDockerをインストールしていく。

　図はLinuxパソコンのOSとして選択したUbuntuの画面（デスクトップ環境はUbuntu標準のUnity）だ。画面左側のランチャにある「Dashホーム」をクリック。検索バーに「terminal」と入力し、候補一覧の「端末」を選択してターミナルウインドウを表示させる（または［Ctrl］+［Alt］+［T］キーを押してもターミナルウインドウを表示できる）。

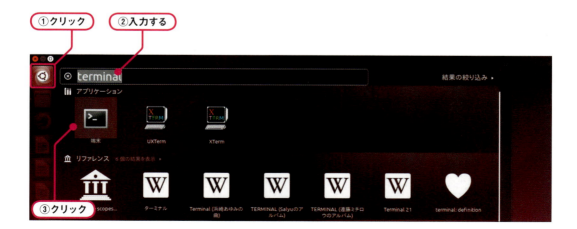

ターミナルウインドウ最下行にある「$」に続けて次のように入力する（「$」は入力しない。「$」の前の文字列は実行環境によって異なる）とパスワード入力を求めるメッセージ表示されるので、パスワードを入力して（ここでは「gihyo7741」）、[Enter]キーを押す。すべて半角英数字で大文字小文字を区別して入力し、半角スペースも見落とさず入力する。入力を終えたらいずれも[Enter]キーを押す。

```
$ sudo apt-get update
```

同様に半角英数字で、

```
$ sudo apt-get install curl
```

と入力する。次いで、

```
$ sudo curl -sSL https://get.docker.com/ | sh
```

と入力してDockerをインストール。次のコマンドでDockerを起動する（ターミナルウインドウに「docker start/running」と表示される）。

```
$ sudo service docker start
```

OpenDolphin用の PostgreSQLとWildFlyをインストールする

　続いてOpenDolphin用のPostgreSQLとWildFlyをインストールする。

```
$ sudo docker pull dolphindev/postgres
```

入力したらいずれも[Enter]キーを押す。次いで、

```
$ sudo docker pull dolphindev/wildfly
```

続けて、

```
$ sudo docker run --name dolphin-db -P -d dolphindev/postgres
```

と入力して（PostgreSQLが起動する）、

```
$ sudo docker run --name dolphin-server --link dolphin-db:ds -p 8080:8080 -d dolphindev/wildfly
```

と途中で改行せず入力するとWildFlyが起動する。

設定ファイルを変更する

ターミナル最下行に次のように入力してORCAをいったん終了させる。

```
$ sudo service jma-receipt stop
```

続いて次のように入力して「postgresql.conf」を開く。

```
$ sudo gedit /etc/postgresql/9.3/main/postgresql.conf
```

59行目の行頭「#」を削除し、「'localhost'」を半角英数字の「'*'」に変更する。

変更したら[保存]アイコンをクリックして保存し、閉じるボタンをクリックして「postgresql.conf」を閉じる。

同様に「pg_hba.conf」を編集する。

```
$ sudo gedit /etc/postgresql/9.3/main/pg_hba.conf
```

最下行に半角英数字で「host all all 0.0.0.0/0 trust」を追加し、保存して閉じる。単語間は[Tab]キーを押すか半角でスペースキーを押してスペースを設ける。

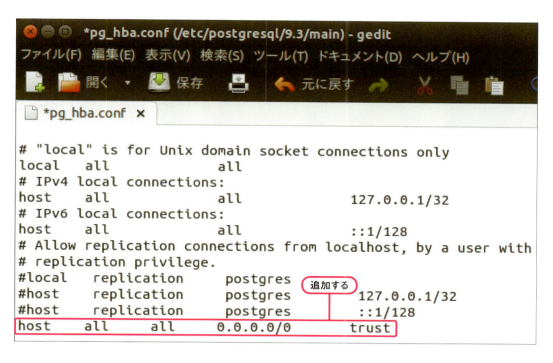

　再びターミナルで次のように1行入力するたびに［Enter］キーを押して、PostgreSQLを再起動し、ORCAを起動する。

```
$ sudo service postgresql stop
```

```
$ sudo service postgresql start
```

OpenDolphinとORCAをCLAIMでつなぐ

　OpenDolphinサーバとORCAサーバを仲介するCLAIMサーバの設定を行い、起動する。この操作はOpenDolphinサーバのインストール時に一度行うだけでよく、以後はこの設定内容でCLAIMサーバは自動で起動する。

　ターミナルで次のように入力して、［Enter］キーを押す。

```
$ sudo dpkg-reconfigure jma-receipt
```

次のウインドウが開くので「＜いいえ＞」の状態のまま［Enter］キーを押す。

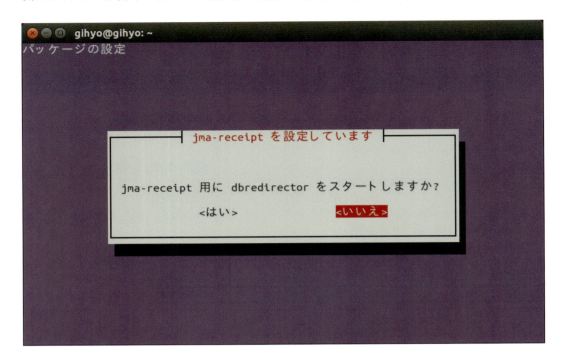

次のウインドウに対しても「＜いいえ＞」の状態のまま［Enter］キーを押す。

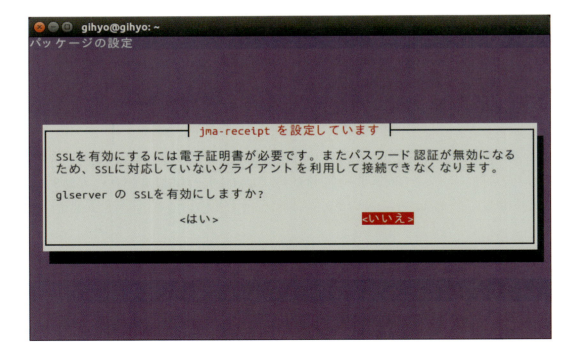

「jma-receipt用にclaim serverをスタートしますか?」に対しては、矢印（方向）キーで「＜はい＞」を選択して［Enter］キーを押す。

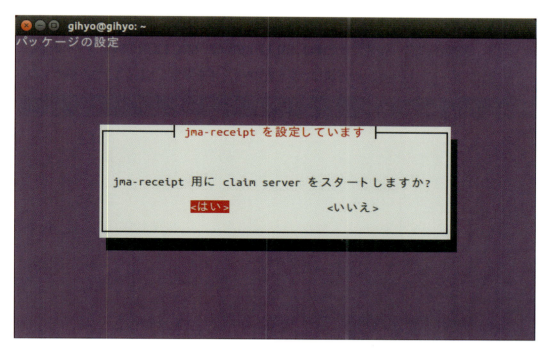

ポートは「8210」でよいので変更せず、［Enter］キーを押す。

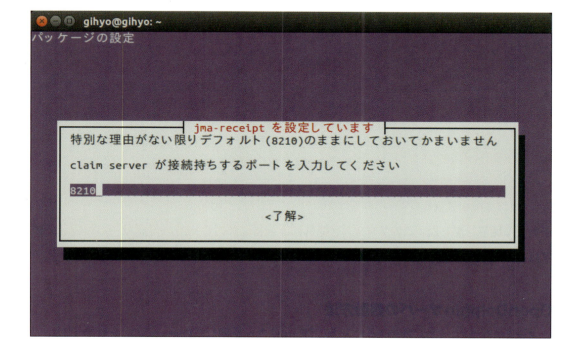

再びORCAを起動する。

```
$ sudo service jma-receipt start
```

次のように入力してファイアウォールを停止しておく。これはOpenDolphinとの接続確認を行うためで、結果、問題なく接続できた後は、CHAPTER 02-SECTION 05の「ファイアウォールを設定してポートを開放する」の方法で、ファイアウォールを設定しておくことをお勧めする。

```
$ sudo ufw disable
```

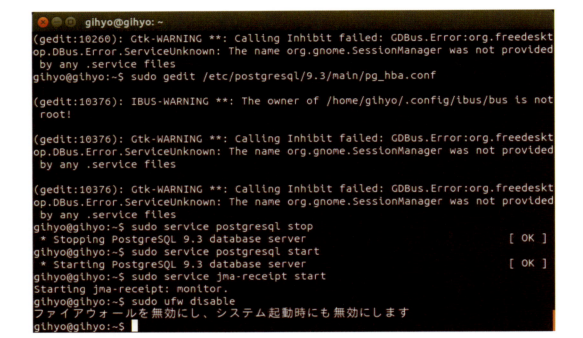

OpenDolphinサーバの起動／終了方法

これで、OpenDolphinサーバのインストールは完了し、OpenDolphinクライアントとの接続が行える環境は整った。このプロセスを経れば2回目以降のOpenDolphinサーバの起動／終了はきわめて簡単だ。

OpenDolphinサーバの起動方法

ターミナルウインドウに次のように入力、［Enter］キーを押してPostgreSQLを起動する。

```
$ sudo docker start dolphin-db
```

続いて次のように入力、[Enter]キーを押してWildFlyを起動する。

```
$ sudo docker start dolphin-server
```

これでOpenDolphinサーバは起動する。

OpenDolphinサーバの終了方法

ターミナルウインドウに次のように入力、[Enter]キーを押してWildFlyを終了する。

```
$ sudo docker stop dolphin-server
```

続いて次のように入力、[Enter]キーを押してPostgreSQLを終了する。

```
$ sudo docker stop dolphin-db
```

ターミナルウインドウを閉じるには「exit」と入力して[Enter]キーを押す。

OpenDolphinサーバを本格的に運用する際、Linuxパソコンはモニタなど接続せず、常時電源オンの状態で稼働させることが多いだろう。その場合、OpenDolphinサーバを頻繁に起動/終了することはないが、停電などのトラブル、メンテナンスなどでLinuxパソコンを再起動する必要が生じることもある。ORCAサーバと同様、OpenDolphinサーバも自動で起動してくれると手間がかからなくてよい。OpenDolphinサーバを自動起動する方法はいくつもあるが、「/etc/rc.local」に起動コマンドを記述しておくのが最も簡単である。

NOTE｜WildFlyをフォアグラウンドで実行する

本文で解説したWildFlyの起動方法では、WildFlyをバックグラウンドで実行するため、起動の失敗や接続トラブル時に状況を容易に確認できない。そこで、次のコマンドで起動すると起動状態をターミナルウインドウで確認できる。

PostgreSQLを起動する。

```
$ sudo docker start dolphin-db
```

WildFlyを起動する。

```
$ sudo docker run --rm --link dolphin-db:ds -p 8080:8080 -it dolphindev/wildfly
```

この方法でOpenDolphinを起動した場合、次の方法で終了する。
ターミナルウインドウをクリックしてアクティブにし、[Ctrl]＋[C]キーを押してWildFlyを終了。続けて次のように入力する。

```
$ sudo docker stop dolphin-db
```

SECTION 04
Windows／MacにOpenDolphinクライアントをインストールする

OpenDolphinサーバの設定を終えたら、
OpenDolphinクライアントをネットワーク上のWindowsやMacパソコンにインストールする。
カルテ作成はこれらのパソコンから行うことになる。
OpenDolphinクライアントはWindows／Mac共通なので、
Windowsパソコンを例にインストール手順を解説しているが、
Macと異なる部分はコラムで補足した。

Javaの確認とインストール

OpenDolphinクライアントの実行には最新のJavaバージョン8の実行環境が必要だ。Javaの有無、およびインストールされている場合はバージョンを次の手順で確認しておく。

Javaの有無とバージョンを確認する

画面左下のスタートボタンを右クリックして表示されるスタートメニューで［コントロールパネル］を選択する（Windows 10の場合）。

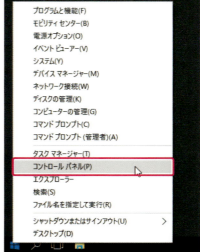

［コントロールパネル］ウインドウが開く。［プログラム］アイコンをクリックする。

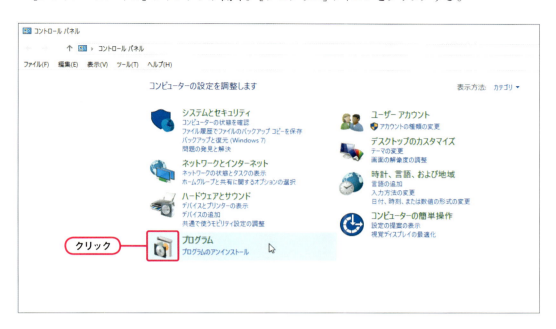

［プログラム］ウインドウが開く。このとき［Java］アイコンがあれば、Javaがインストールされていることがわかる。［Java］アイコンをクリックする。

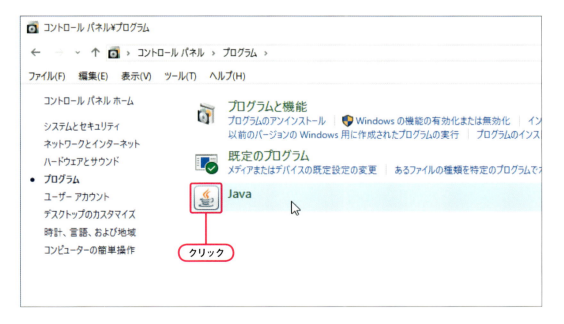

［Javaコントロール・パネル］ダイアログボックスが表示される。［一般］タブの［バージョン情報］ボタンをクリックすると、［Javaについて］ウインドウが表示され、Javaのバージョンを確認できる。バージョン8なら、OpenDolphinクライアントのインストールへ進む。古いバージョンだったり、インストールされていない場合は、Javaのインストールを行う。

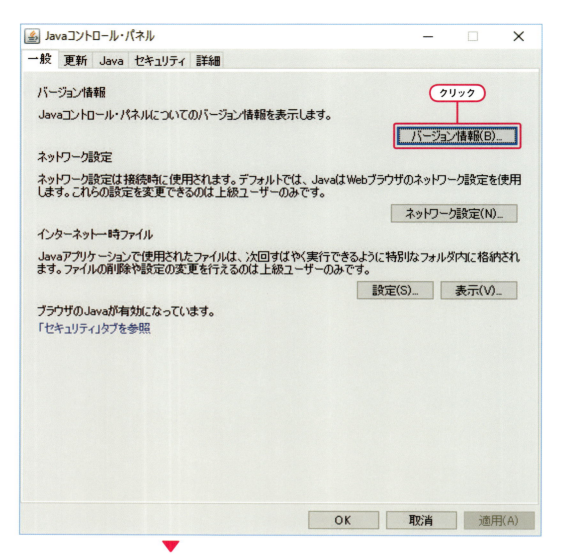

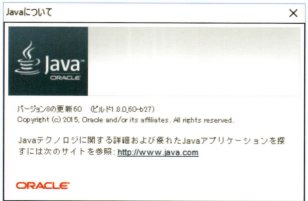

NOTE｜MacでのJavaの有無とバージョンの確認方法

MacでJavaのインストールの有無とバージョンを確認するには次の手順で行う。

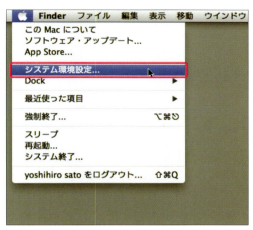
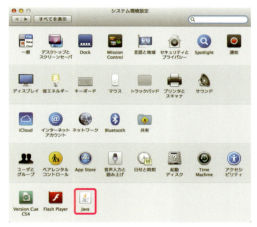

1 アップルメニューの［システム環境設定］を実行する

2 ［システム環境設定］ウインドウが開く。このとき［Java］アイコンがあれば、Javaがインストールされていることがわかる

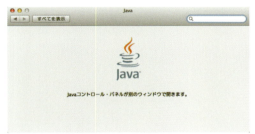

3 ［Java］アイコンをクリックすると、［Java］ウインドウが表示され、続いて［Javaコントロール・パネル］ダイアログボックスが表示される。［バージョン情報］ボタンをクリックすると、［Javaについて］ウインドウが表示され、Javaのバージョンを確認できる

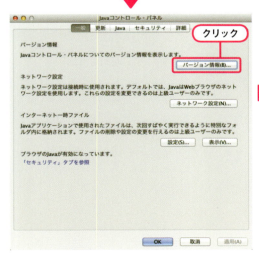
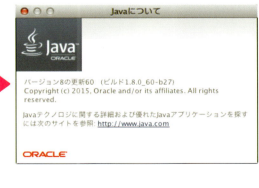

Javaをインストールする

　Javaが古いバージョンだった場合は、[Javaコントロール・パネル]ダイアログボックスの[更新]タブで[今すぐ更新]ボタンをクリックする。あとはウィザードの内容に従ってバージョンアップを行えばよい。

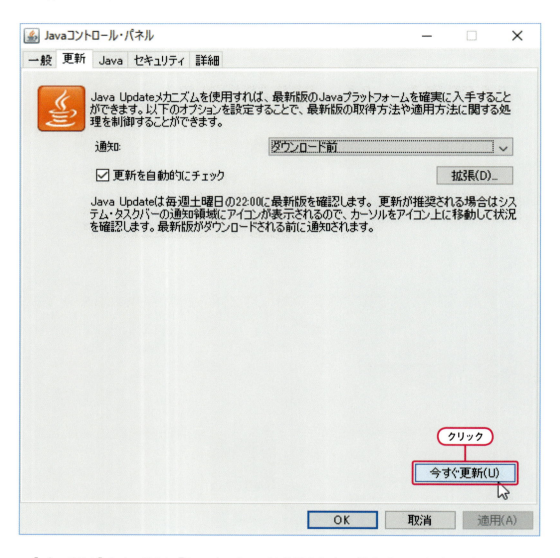

　[プログラム]ウインドウに「Java」アイコンが表示されない場合はJavaがインストールされていないので、次の手順でインストールを行う。

Javaの最新版はhttp://www.oracle.com/technetwork/java/javase/downloads/jdk8-downloads-2133151.htmlからダウンロードできる。

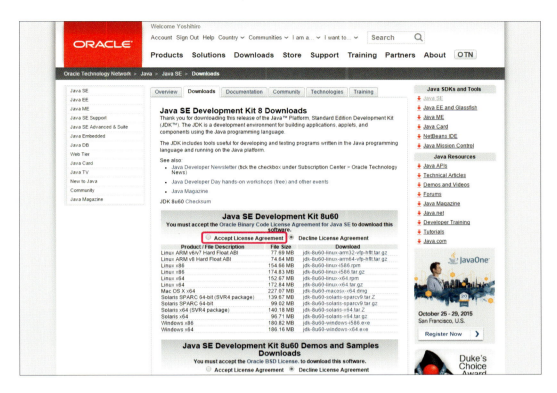

　［Accept License Agreement］ラジオボタンをオンにするとソフトウェアの選択が可能になる。ここでは64ビット版Windows用の「jdk-8u60-windows-x64.exe」をダウンロードする（Mac用は「jdk-8u60-macosx-x64.dmg」）。

ダウンロードされた「jdk-8u60-windows-x64.exe」をダブルクリックするとインストールウィザードが開始される。

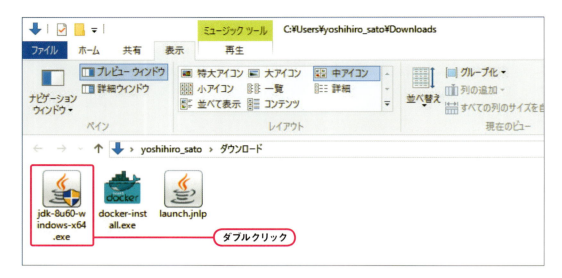

セットアップウィザードが表示されるので、メッセージに従えばインストール完了だ。[プログラム]ウインドウに[Java]アイコンが表示されていることを確認しておく。

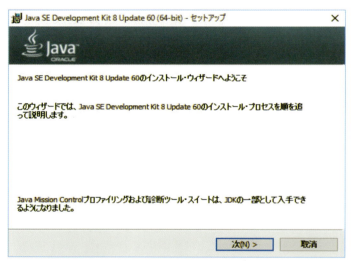

OpenDolphinクライアントをインストールする

OpenDolphinクライアントの実行環境が整ったら、次のURLからクライアントソフトをダウンロードする。

https://i18n.opendolphin.com/dolphin/client/OpenDolphin.zip

ダウンロードされたZIPファイルをダブルクリックして展開する。

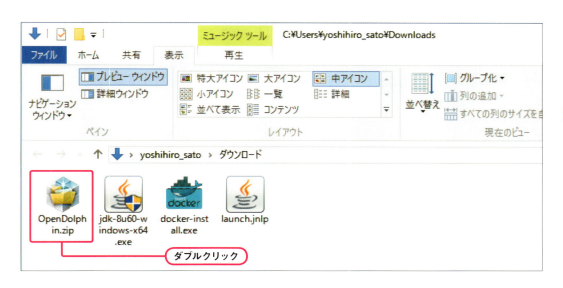

「OpenDolphin」フォルダの「OpenDolphin.jar」をダブルクリックすると、[ログイン]画面が表示される。

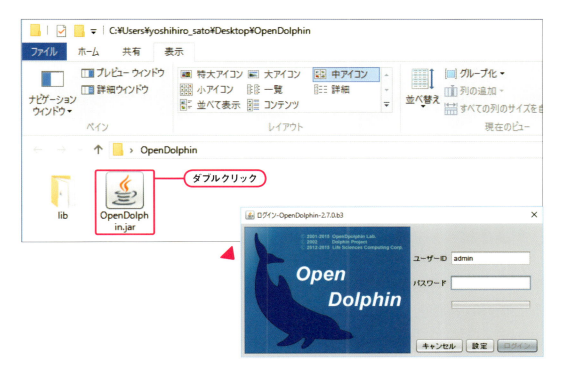

ログインするには[設定]ボタンをクリックして表示される[環境設定]ダイアログボックスで各種設定を行う必要がある。最低限設定しておくべき内容はCHAPTER 04 −SECTION 02「OpenDolphinの環境設定」−「[環境設定]ダイアログボックスの表示」「[サーバ]アイコン」「[レセコン]アイコン」を、OpenDolphinクライアントの起動・終了方法はCHAPTER 05 − SECTION 01 を参照してほしい。

> **NOTE** | **Macでの[ログイン]画面の表示方法**
>
> 展開された「OpenDolphin.jar」をMacで実行するには、「OpenDolphin.jar」アイコンを右クリックして表示されるコンテキストメニューで[このアプリケーションで開く]-[Jar Launcher.app]を選択する。

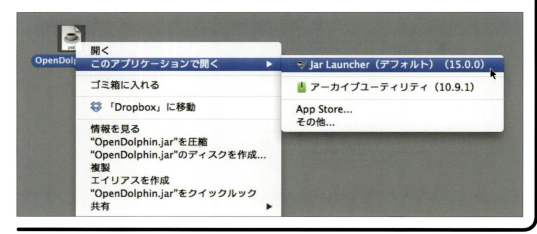

評価版OpenDolphinを試した後、OpenDolphinクライアントをインストールする場合の注意点

　CHAPTER 02 -SECTION 02「評価版でOpenDolphinを試す」で説明した手順で評価版OpenDolphinを試した後、SECTION 03「LinuxパソコンにOpenDolphinサーバをインストールする」を実行し、本稿の内容に従ってOpenDolphinクライアントをインストールする場合の注意点を述べておく。

● 評価版OpenDolphinはあらかじめアンインストールしておく

　評価版OpenDolphinとOpenDolphinクライアントのZIPファイルはいずれも「OpenDolphin.zip」と同名だが、内容は異なるので、評価版を転用することはできない。OpenDolphinクライアントをインストールする前に、NOTE「OpenDolphinクライアントのアンインストール」を参考に評価版OpenDolphinをアンインストールし、本稿の内容に従ってOpenDolphinクライアントを改めてインストールし直す必要がある。

● 医療機関IDは「1.3.6.1.4.1.9414.70.1」固定

　評価版OpenDolphinで使用する医療機関IDはインストール時に評価用サーバから自動で割

り当てられた数字だが、OpenDolphinクライアントの医療機関IDは「1.3.6.1.4.1.9414.70.1」固定なので変更しないこと。

● ユーザーIDとパスワードの初期設定はいずれも「admin」

評価版OpenDolphinではユーザーIDとパスワードはいずれもユーザー自身が設定したものを入力するが、OpenDolphinクライアントでは、ユーザーIDの初期設定は「admin」、パスワードの初期設定も「admin」である。

> **NOTE** OpenDolphinクライアントのアンインストール

WindowsパソコンおよびMacパソコンでのOpenDolphinのアンインストール方法は次のとおり。
Windowsの場合
［コントロールパネル］ウインドウの「プログラム」をクリック→［プログラム］ウインドウの「Java」アイコンをクリック→［Javaコントロール・パネル］ダイアログボックスの［一般］タブで［表示］ボタンをクリック→［Javaキャッシュ・ビューア］ウインドウに表示されている「OpenDolphin」を選択して［×］アイコンをクリック。OpenDolphinの表示が消えたらアンインストールは完了だ。

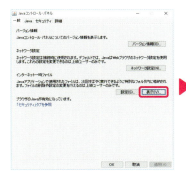 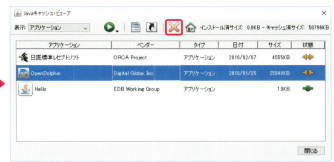

Macの場合
アップルメニューの［システム環境設定］を実行→［システム環境設定］ウインドウの「Java」アイコンをクリック→［Javaコントロール・パネル］ダイアログボックスの［一般］タブで［表示］ボタンをクリック→［Javaキャッシュ・ビューア］ウインドウに表示されている「OpenDolphin」を選択して［×］アイコンをクリック。OpenDolphinの表示が消えたらアンインストール完了。

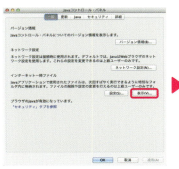 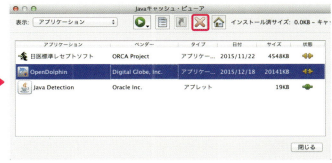

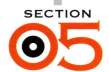

SECTION 05
補足：UbuntuとORCAのインストール概要

CHAPTER 02 −SECTION 04 では
Linuxのディストリビューションのひとつ Ubuntu がインストールされ、
ORCA がインストールされた Linux パソコンに対して OpenDolphin をインストール、
ORCA との接続可能な環境を構築する手順を説明した。
これまで所与のものとして扱った環境を構築する際のポイントや留意点などを補足しておく。

| Ubuntuの入手 |

　LinuxパソコンのOSとして選択したのは「Ubuntu（ウブントゥ）」だ。これは日本医師会が開発・公開するORCAがUbuntuを推奨していること、ORCAのインストールや運用についての情報も得やすいなどの理由からだ。

　インストールしたのは、「Ubuntu Desktop 日本語 Remix（Ubuntu 14.04 LTS 64bit版）」で、日本語サポートパッケージを含むイメージだ。これはUbuntu Japanese Teamが運営するWebサイト（https://www.ubuntulinux.jp/）の以下のページからダウンロードできる。

> https://www.ubuntulinux.jp/download/ja-remix

　64ビット版のISOイメージ「ubuntu-ja-14.04-desktop-amd64.iso（ISOイメージ）」をダウンロードし、DVD-Rに書き込み、インストールディスクを作成した。

| Ubuntuのインストール |

　本書でUbuntuをインストールするのはWindowsパソコンだが、Macパソコンへも同じイメージ、手順でインストールできる。

　Ubuntuをインストールしたいパソコンのドライブにインストールディスクを挿入し、パソコンを起動するとDVD-Rのインストーラが自動で起動する。パソコンの設定によってはイン

ストーラが起動せず、すでにパソコンにインストールされているWindowsが起動することがある。その場合は、パソコンのBIOSの設定でCD/DVDディスクを最優先の起動デバイスにしておく。これでUbuntuをインストールする準備は整った。このまま進めるとパソコンの内容はすべて削除されるので、重要なデータを保存している場合はバックアップをとっておく。

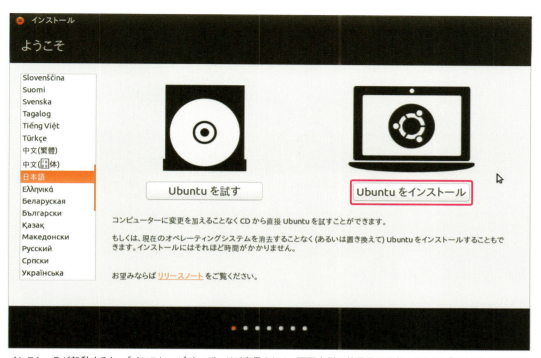

インストーラが起動すると、[インストール]ウィザードが表示される。画面左側の使用言語選択リストから「日本語」を選択し、[Ubuntuをインストール]ボタンをクリックする

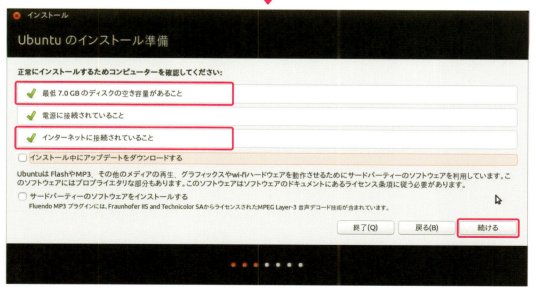

ハードディスクの空き容量とインターネット接続の2項目にチェックが付いていることを確認し、[続ける]ボタンをクリック

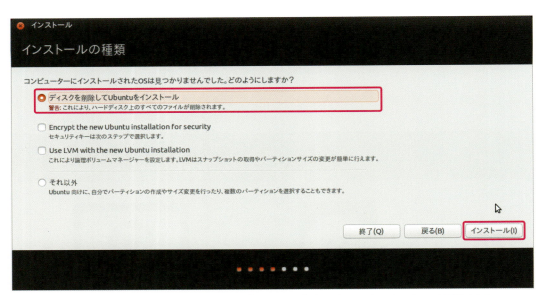

［ディスクを削除してUbuntuをインストール］を選択して、［インストール］ボタンをクリック。インストールが開始される

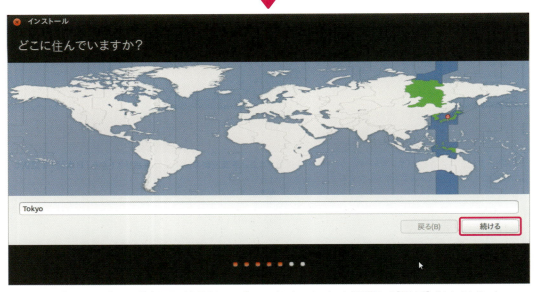

インストール中、タイムゾーンの設定画面が表示される。「Tokyo」になっていることを確認して［続ける］ボタンをクリック

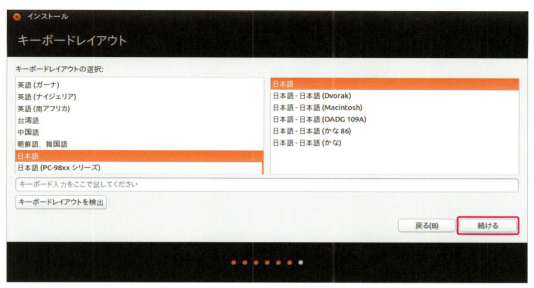

キーボードのレイアウトを選択して、[続ける]ボタンをクリックする。Windowsパソコンの一般的なキーボードを使用している場合は、画面左側のリストで「日本語」、右側のリストで「日本語」を選択する

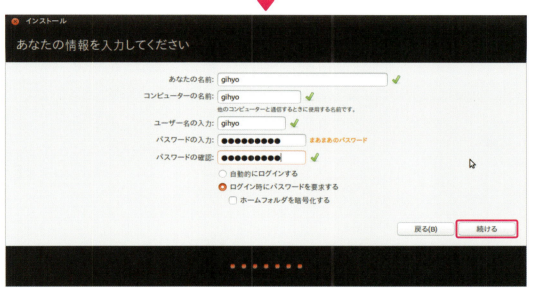

ユーザーの作成、コンピュータの名前、パスワードを半角英数字で設定して、[続ける]ボタンをクリックする。本書では「あなたの名前」を「gihyo」、「コンピューターの名前」を「gihyo」、「ユーザー名の入力」を「gihyo」、パスワードを「gihyo7741」、「ログイン時にパスワードを要求する」を選択した

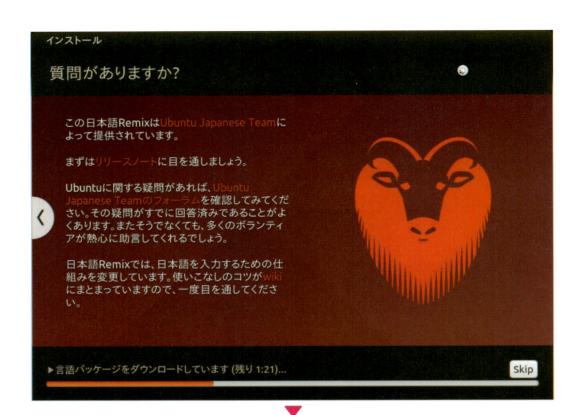

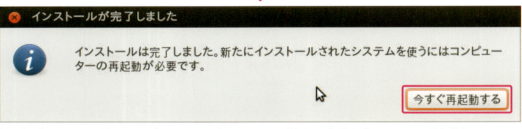

数分後、[インストールが完了しました]ウインドウが表示されるので、[今すぐ再起動する]をクリックして再起動する

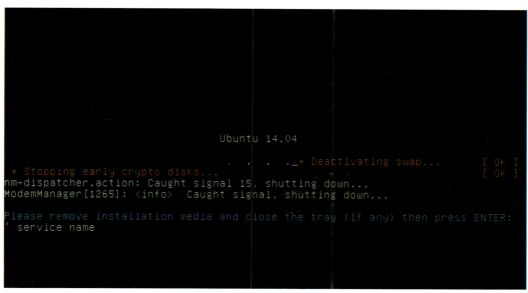

"Please remove installation media and close the tray (if any) then press ENTER:"と表示されたら、ディスクドライブからDVD-Rを取り出して[Enter]キーを押す。これでUbuntuのインストールは完了だ

　パソコンを再起動するとログイン画面が表示されるので、先に設定したユーザー名を選択(ここでは「gihyo」)、パスワードを入力し(ここでは「gihyo7741」)、[Enter]キーを押してログインする。

ログインできた

ORCAのインストール

　ORCAをインストールする。日本医師会総合政策研究機構（日医総研）が運営するWebサイト「ORCA Project」（https://www.orca.med.or.jp/）では、ORCAのインストール方法のほか操作マニュアルやQ&Aなど情報が充実しているので、ぜひ一読してほしい。本書では「Ubuntu 14.04 LTS」に「日医標準レセプトソフトver 4.8.0」をインストールするため、「日医標準レセプトソフト Ubuntu 14.04 LTS（Trusty Tahr）のインストールドキュメント（HTML版）」を参照し、必要最低限の説明にとどめた。

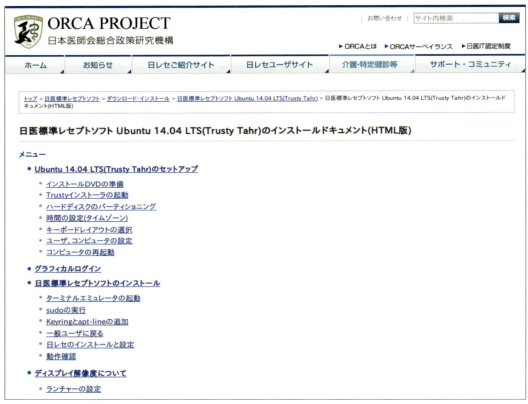

「日医標準レセプトソフト Ubuntu 14.04 LTS（Trusty Tahr）のインストールドキュメント（HTML版）」（https://www.orca.med.or.jp/receipt/download/trusty/trusty_install_48.html）では、UbuntuやORCAのインストールのほか、プリンタとの接続、固定IPアドレスの設定なども詳しく説明されている

画面左側のランチャにある「Dashホーム」をクリック。検索バーに「terminal」と入力し、候補一覧の「端末」を選択してターミナルウインドウを表示させる（または[Ctrl]＋[Alt]＋[T]キーを押す）。

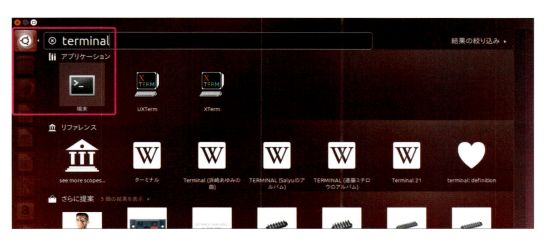

　ターミナルウインドウ最下行にある「$」に続けて次のように入力する（「$」の前の文字列は実行環境によって異なる）とパスワード入力を求めるメッセージが表示されるので、パスワードを入力（ここでは「gihyo7741」）。いずれも半角英数字で大文字小文字を区別して入力し、半角スペースも見落とさず入力する。入力を終えたらいずれも[Enter]キーを押す（文字数が多く入力ミスしやすいので、Webサイト「ORCA Project」の内容をコピー＆ペーストするとよい）。

```
$ sudo -i
```

　ターミナルウインドウ最下行の記号（コマンドプロンプト）が「#」に変化する（「#」の前の文字列は実行環境によって異なる）。同様に半角英数字で、

```
# wget -q https://ftp.orca.med.or.jp/pub/ubuntu/archive.key
```

と入力する。次いで、

```
# apt-key add archive.key
```

と入力すると「OK」と表示される。さらに次のように1行で入力する（途中で改行しない）。

```
# wget -q -O /etc/apt/sources.list.d/jma-receipt-precise48.list http://ftp.orca.med.or.jp/pub/ubuntu/jma-receipt-precise48.list
```

```
root@gihyo: ~
gihyo@gihyo:~$ sudo -i
[sudo] password for gihyo:
root@gihyo:~# wget -q https://ftp.orca.med.or.jp/pub/ubuntu/archive.key
root@gihyo:~# apt-key add archive.key
OK
root@gihyo:~# wget -q -O /etc/apt/sources.list.d/jma-receipt-precise48.list http
://ftp.orca.med.or.jp/pub/ubuntu/jma-receipt-precise48.list
root@gihyo:~#
```

ここまで入力したら、パッケージデータベースを更新する。

```
# apt-get update
```

コマンドプロンプトが表示されたら、パッケージを更新する。

```
# apt-get dist-upgrade
```

更新が完了するまで数分～数十分を要する。完了したら次のように入力すると「ログアウト」と表示され、コマンドプロンプトが「$」に変わる。

```
# exit
```

```
gihyo@gihyo: ~
Preparing to unpack .../oneconf_0.3.7.14.04.1_all.deb ...
Unpacking oneconf (0.3.7.14.04.1) over (0.3.7) ...
Preparing to unpack .../python-oneconf_0.3.7.14.04.1_all.deb ...
Unpacking python-oneconf (0.3.7.14.04.1) over (0.3.7) ...
Processing triggers for gconf2 (3.2.6-0ubuntu2) ...
Processing triggers for shared-mime-info (1.2-0ubuntu3) ...
Processing triggers for libglib2.0-0:amd64 (2.40.2-0ubuntu1) ...
Processing triggers for man-db (2.6.7.1-1ubuntu1) ...
Processing triggers for mime-support (3.54ubuntu1.1) ...
Processing triggers for gnome-menus (3.10.1-0ubuntu2) ...
Processing triggers for desktop-file-utils (0.22-1ubuntu1) ...
Processing triggers for bamfdaemon (0.5.1+14.04.20140409-0ubuntu1) ...
Rebuilding /usr/share/applications/bamf-2.index...
libnautilus-extension1a (1:3.10.1-0ubuntu9.9) を設定しています ...
nautilus-data (1:3.10.1-0ubuntu9.9) を設定しています ...
nautilus (1:3.10.1-0ubuntu9.9) を設定しています ...
oneconf-common (0.3.7.14.04.1) を設定しています ...
python3-oneconf (0.3.7.14.04.1) を設定しています ...
oneconf (0.3.7.14.04.1) を設定しています ...
python-oneconf (0.3.7.14.04.1) を設定しています ...
Processing triggers for libc-bin (2.19-0ubuntu6.6) ...
root@gihyo:~# exit
ログアウト
gihyo@gihyo:~$
```

ORCAサーバ本体のjma-receiptパッケージをインストールする。最下行にある「$」に続けて次のように入力する。環境にもよるがインストールには数分程度要する。

```
$ sudo apt-get install -y jma-receipt
```

```
😊⊖⊜   gihyo@gihyo: ~
りません
gpg: 鍵輪「/home/orca/.gnupg/secring.gpg」ができました
gpg: 鍵輪「/home/orca/.gnupg/pubring.gpg」ができました
gpg: /home/orca/.gnupg/trustdb.gpg: 信用データベースができました
gpg: 鍵ED7FC485: 公開鍵"support (plugin) <support@orca.med.or.jp>"を読み込みまし
た
gpg: 処理数の合計: 1
gpg:              読込み: 1

*****************************************************
*                                                   *
* Don't execute database schema change processing.  *
*                                                   *
* Execute jma-setup manually.                       *
* $ sudo jma-setup                                  *
*                                                   *
* Cancel {start} jma-receipt daemon.                *
*                                                   *
*****************************************************

Processing triggers for libc-bin (2.19-0ubuntu6.6) ...
Processing triggers for python-support (1.0.15) ...
Processing triggers for ureadahead (0.100.0-16) ...
gihyo@gihyo:~$
```

次いで1行入力するたびに[Enter]キーを押す。

`$ wget https://ftp.orca.med.or.jp/pub/data/receipt/outline/update/claim_update.tar.gz`

`$ tar xvzf claim_update.tar.gz`

`$ sudo bash claim_update.sh`

これでjma-receiptパッケージのインストールが完了した。jma-setupを実行してデータベースのセットアップを行う。

`$ sudo jma-setup`

jma-receiptを起動する。

`$ sudo service jma-receipt start`

```
gihyo@gihyo: ~
claim/rb/xml_valid.rb
claim/rb/xml_jcnv.rb
claim/rb/claim_empty_elem.list
gihyo@gihyo:~$ sudo bash claim_update.sh

claim_update_.log.gzを作成しました。
gihyo@gihyo:~$ sudo jma-setup
DBHOST:         OK (PostgreSQL:localhost)
DBUSER:         CREATEUSER (orca)
DATABASE:       CREATEDB (orca)
DBENCODING:     OK (EUC-JP)
DBKANRI         CREATE TABLE (tbl_dbkanri)
UPDATE CHECK:   OK (online)
DBLIST:         OK (040800-1)
LIST DOWNLOAD:  FILE (1)
DOWNLOAD:       .OK
EXTRACT:        .OK
UPDATE:         .OK
DBVERSION:      OK (0408001)
データベース構造変更処理は終了しました

gihyo@gihyo:~$ sudo service jma-receipt start
Starting jma-receipt: monitor.
gihyo@gihyo:~$
```

　ORCAのセットアップ直後のデータベースに登録されている「ormaster」ユーザーにパスワードを設定する。

$ sudo -u orca /usr/lib/jma-receipt/bin/passwd_store.sh

「ormasterのパスワードを設定します」と表示されるのでパスワードを入力する（本書では「gihyo7741」と入力）。

```
gihyo@gihyo: ~
DBUSER:         CREATEUSER (orca)
DATABASE:       CREATEDB (orca)
DBENCODING:     OK (EUC-JP)
DBKANRI         CREATE TABLE (tbl_dbkanri)
UPDATE CHECK:   OK (online)
DBLIST:         OK (040800-1)
LIST DOWNLOAD:  FILE (1)
DOWNLOAD:       .OK
EXTRACT:        .OK
UPDATE:         .OK
DBVERSION:      OK (0408001)
データベース構造変更処理は終了しました

gihyo@gihyo:~$ sudo service jma-receipt start
Starting jma-receipt: monitor.
gihyo@gihyo:~$ sudo -u orca /usr/lib/jma-receipt/bin/passwd_store.sh

ormasterのパスワードを設定します(8文字以上16文字以内)
パスワード：
パスワード確認：
2015/09/16/17:12:03 P:dbstub_main.c:257:module ORCBSQL1: 00,/tmp/tmp.jl7K1f9V
*(ORCBSQL1)* INPUT   /I    CNT[000001]
パスワード設定処理 ... 終了しました。
gihyo@gihyo:~$
```

ORCAのクライアント「panda-client2」をインストールする。

```
$ sudo apt-get install -y panda-client2
```

ここまでの設定でORCAが適正にインストールされているかを確認する。画面左側のランチャにある「Dashホーム」をクリックして、検索バーに「glclient2」と入力し、候補一覧の「glclient2」を選択する。

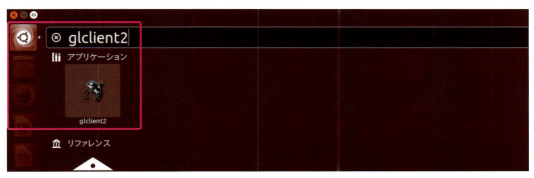

［glclient2 ランチャー］ウインドウが表示される。「ホスト（ポート）」「アプリケーション」「ユーザ名」は初期設定のまま、「パスワード」を入力する

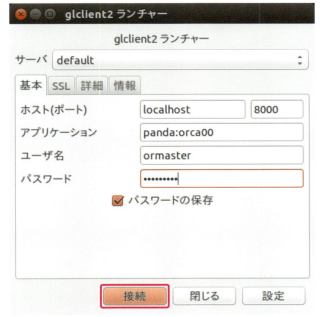

本書では「パスワード」に「gihyo7741」を入力した

入力後、［接続］ボタンをクリックするとORCAの［マスターメニュー］画面が開く。

NOTE　クラウド版開発が進むORCA最新事情

ORCA（日医標準レセプトソフト）のクラウド化が着々と進んでいる。具体的には、現在のORCAサーバに相当する部分はすべてクラウド化され、データは日本医師会のデータセンターが持つ（データをクラウドに預けるか、ローカルに保持するかはユーザーの選択に委ねることを検討）。これまでベンダー各社がクラウドで動作するORCAを開発・提供してきたが、いよいよ総本山のクラウド版ORCAの概要やロードマップなどが明らかになりつつある。

ORCAがクラウド化されると、ユーザーはORCAクライアントをインストールするだけでネットワークを通じて診療報酬請求業務を行えるようになる。ORCAサーバ構築や保守管理にかかるさまざまなコストが不要になるうえ、現在は医療機関ごとに行っている点数や病名などのマスタ更新もクラウド側で行われるようになるなど、メリットは大きい。

電子カルテとの接続にはこれまでのCLAIMサーバを廃し、APIを通じて行う。APIを直接操作することで、処理の向上が期待できるほか、レセプト業務もオールインワンで行えるような電子カルテの開発も容易になる。クラウド版ORCAでも引き続きソースコードは公開し、ORCAクライアントも従来同様、無料で提供される予定。

日医総研によれば、主な開発をすでに終え、順調にいけば2016年央には一部のベンダーや販売会社、ユーザーの協力を得て試験運用を行うという。日本医師会はこのクラウド化をORCAプロジェクトのセカンドステージと位置付け、新ORCAをレセプトエンジン、国民皆保険のインフラストラクチャとして提供、いっそうの医療IT化を推進したい考えだ。

固定IPアドレスの設定

インストール直後のUbuntuはDHCPでIPアドレスを取得する。ネットワーク上の他のパソコンからLinuxパソコンにインストールされたOpenDolphinサーバやORCAサーバに接続するには、固定IPアドレスに変更する必要がある。

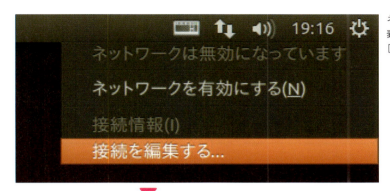

ネットワークアイコンをクリックして表示されるプルダウンメニューから[接続を編集する]を選択する

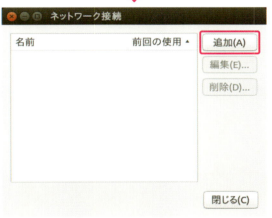

[ネットワーク接続]ダイアログボックスが表示されるので、[追加]ボタンをクリックする。

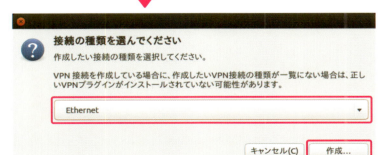

接続の種類を選択させるダイアログボックスが表示される。本書の例では有線LANで接続するのでプルダウンメニューから「Ethernet」を選び、[作成]ボタンをクリックする

表示されるダイアログボックスの[IPv4 設定]タブで「方式」のポップアップメニューから[手動]を選択

[追加]ボタンをクリックして、「アドレス」欄の「アドレス」「ネットマスク」「ゲートウェイ」に任意のIPアドレスを入力。「DNSサーバー」入力ボックスにも任意のIPアドレスを入力する(複数のDNSサーバを指定する場合は半角カンマで区切る)。本書では「アドレス」に「192.168.11.115」、「ネットマスク」に「255.255.255.0」、「ゲートウェイ」に「192.168.11.1」と入力。「DNSサーバー」には実際には接続契約しているプロバイダが指定する任意の数字を入力した。これらを入力したら[保存]ボタンをクリックする

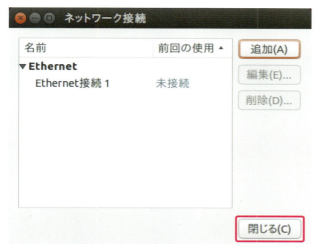

［ネットワーク接続］ダイアログボックスがアクティブになるので［閉じる］ボタンをクリック

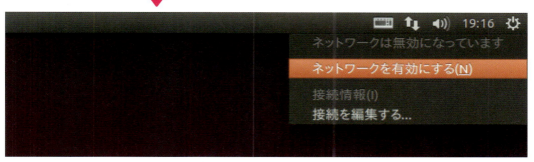

ネットワークアイコンをクリックして表示されるプルダウンメニューから［ネットワークを有効にする］を選択する

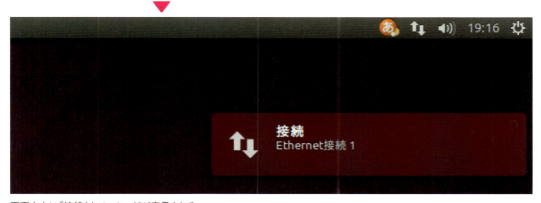

画面右上に「接続」とメッセージが表示される

　ネットワークに接続できるかを確認する。Ubuntuのターミナルウインドウを表示させ、ネットワーク上のWindowsやMacパソコンに対してpingコマンドを打ってみる。ここでは固定IPアドレスが192.168.11.33に割り当ててあるWindowsパソコンに対して、

```
$ ping 192.168.11.33
```

これに対して次のように応答があれば接続できている。pingが通らない場合、IPの入力ミ

スなどがないか、再確認してほしい。

```
gihyo@gihyo:~$ ping 192.168.11.33
PING 192.168.11.33 (192.168.11.33) 56(84) bytes of data.
64 bytes from 192.168.11.33: icmp_seq=1 ttl=128 time=1.68 ms
64 bytes from 192.168.11.33: icmp_seq=2 ttl=128 time=0.812 ms
64 bytes from 192.168.11.33: icmp_seq=3 ttl=128 time=0.809 ms
64 bytes from 192.168.11.33: icmp_seq=4 ttl=128 time=0.958 ms
64 bytes from 192.168.11.33: icmp_seq=5 ttl=128 time=0.857 ms
64 bytes from 192.168.11.33: icmp_seq=6 ttl=128 time=0.974 ms
64 bytes from 192.168.11.33: icmp_seq=7 ttl=128 time=0.879 ms
^C
--- 192.168.11.33 ping statistics ---
7 packets transmitted, 7 received, 0% packet loss, time 6012ms
rtt min/avg/max/mdev = 0.809/0.996/1.685/0.288 ms
gihyo@gihyo:~$
```

　一方、WindowsパソコンからLinuxパソコンが認識できるか、接続確認してみる。Windowsのコマンドプロンプトを起動し、Linuxパソコンに割り当てた固定IPアドレス（ここでは192.168.11.115）にpingコマンドを打つ。

```
> ping 192.168.11.115
```

　これに対して次のように応答があれば成功だ。

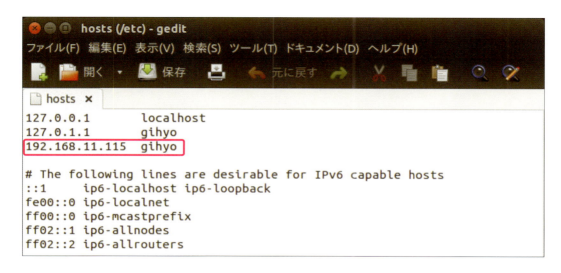

Linuxパソコンからのpingは通るが、LinuxパソコンへのpingがMacらない一方通行で、ネットワーク上の他のWindowsやMacパソコンではLinuxパソコンにping通る。そのような場合、不通のWindowsやMacパソコンにインストールしているウイルス対策ソフトがICMPパケットをブロックしていることがある。ウイルス対策ソフトの設定を見直してほしい

　割り当てた固定IPアドレスをLinuxパソコンに追記する。ターミナルを起動し、次のようにコマンドを入力する。パスワードを要求されるので、先に設定したパスワード（本書では「gihyo7741」）を入力する。

```
$ sudo gedit /etc/hosts
```

　「hosts」ファイルが開くので次のように行を追加し、保存して閉じる。本書の例では固定IPアドレス「192.168.11.115」にLinuxパソコンのホスト（マシン）名である「gihyo」を割り当てた。

ファイアウォールを設定してポートを開放する

　Ubuntuの初期状態ではファイアウォールは設定されていないが、セキュリティを考慮してファイアウォールを設定、開放するポートを必要最低限に限定したほうがよいだろう。Linuxパソコンを OpenDolphin サーバと ORCA サーバとしてだけ利用するなら、次のポートのみ開放してファイアウォールを設定すればよい。

開放するポート番号	プロトコル	備考
5432	TCP	PostgreSQLへの接続で使用する
8080	TCP	WildFlyが利用する
8210	TCP	CLAIMサーバへの接続で使用する

　簡単にファイアウォールとポート開放の手順を記しておく。

　ファイアウォールを有効にする（次回起動時から有効）。

```
$ sudo ufw enable
```

標準ですべてのアクセスを拒否する。

```
$ sudo ufw default DENY
```

5432 TCPポートでのアクセスを許可する。

```
$ sudo ufw allow 5432/tcp
```

同様に 8080 TCPポート、

```
$ sudo ufw allow 8080/tcp
```

8210 TCPポートでのアクセスを許可する。

```
$ sudo ufw allow 8210/tcp
```

statusコマンドで現在の状態を確認する。

```
$ sudo ufw status
```

```
gihyo@gihyo:~$ sudo ufw status
[sudo] password for gihyo:
状態: アクティブ

To                         Action      From
--                         ------      ----
5432/tcp                   ALLOW       Anywhere
8080/tcp                   ALLOW       Anywhere
8210/tcp                   ALLOW       Anywhere
5432/tcp (v6)              ALLOW       Anywhere (v6)
8080/tcp (v6)              ALLOW       Anywhere (v6)
8210/tcp (v6)              ALLOW       Anywhere (v6)

gihyo@gihyo:~$
```

NOTE 仮想化ソフト上でOpenDolphin／ORCAサーバを構築する

OpenDolphinサーバとORCAサーバは専用のLinuxパソコンで動作させることを前提に、本書ではCHAPTER 02 －SECTION 04でインストール手順を解説した。しかしそうした専用パソコンがなくても、WindowsやMacパソコンに仮想化ソフトをインストール、そのうえでUbuntuをインストールしてOpenDolphinサーバ／ORCAサーバを構築する方法もある。

代表的な無料の仮想化ソフトとしては「Oracle VM VirtualBox」や「VMware」がある。これらを利用すれば、OpenDolphinサーバ／ORCAサーバとクライアントを1台のパソコンに同居させ、すべての処理を行うことも可能だ。ただし、インストールや設定にはネットワークの知識も必要で、OpenDolphinサーバ／ORCAサーバとして構築できた場合でも、処理速度や安定性、メンテナンス性については十分検証と理解が必要だ。

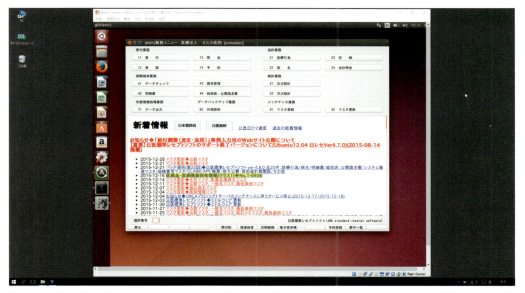

Windows 10にVirtualBoxをインストールし、さらにUbuntuをインストールして、OpenDolphinサーバ／ORCAサーバを構築した例。Ubuntuがあたかもひとつのソフトウェアのようにウインドウ内で起動している

CHAPTER

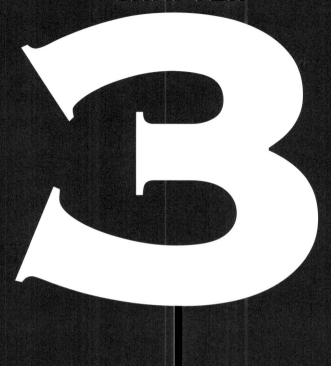

OpenDolphinを使ってみよう

LinuxパソコンにOpenDolphinサーバと
ORCAサーバをインストールする本格的な構築にチャレンジした読者向けに、
ORCAでの患者登録・受付〜OpenDolphinでの患者情報受信・カルテ作成〜
ORCAでの会計処理という、
日常の診察・医療事務で発生するルーチンを体験しながら、
正しく導入できたかを検証する。

SECTION 01

ORCAの設定と患者登録

OpenDolphinとの接続を確認するために、必要最小限のORCAの設定と仮の患者情報の登録を行う。
ORCAの設定方法についてはCHAPTER 02 –SECTION 05
「補足：UbuntuとORCAのインストール概要」のほか、より詳細に解説されている日医総研の
Webサイト「ORCA Project」にあるインストール手順書を参照してほしい。
すでにORCAを導入・運用している場合は、接続情報の設定のみ確認されたい。

ORCAの診療科情報を設定する

　ORCAサーバが動作している環境下にあるWindowsやMacパソコンでORCAクライアントmonsiajを起動する。monsiajは日医総研のWebサイトで入手できるが、Java Web Start版とZIPアーカイブ版の2種類があるので、環境に適したほうを選べばよい。

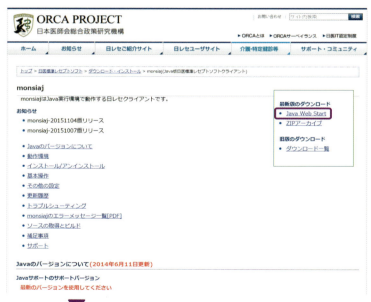

monsiajのダウンロードページ（https://www.orca.med.or.jp/receipt/download/java-client/）。ここでは「Java Web Start版」を選択した。ハイパーリンクをクリックするとパソコンに「stable.jnlp」がダウンロードされる。Webサイトには動作環境やインストール・アンインストール方法なども詳しく解説されているので、一読をお勧めする。

「stable.jnlp」を適当な場所に移動し、ダブルクリックする

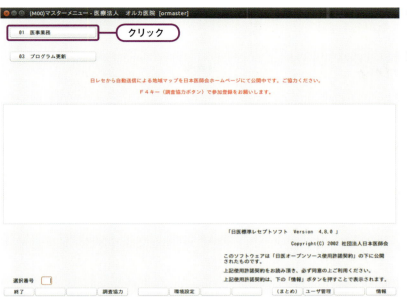

ORCAクライアントが起動した。画面はLinuxパソコンのものだが、WindowsやMacパソコンでも表示内容は変わらない

　ORCAの診療科情報を設定する。初期状態では内科が登録されているが、診療科を変更あるいは追加する場合は次の手順で行う。ORCAの［マスターメニュー］画面の［01　医事業務］をクリックして、［業務メニュー］画面を表示させる。

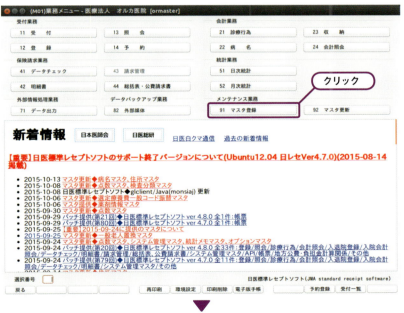

［業務メニュー］画面の「メンテナンス業務」欄にある［91 マスタ登録］をクリック

［マスタ登録］画面の［101 システム管理マスタ］をクリック

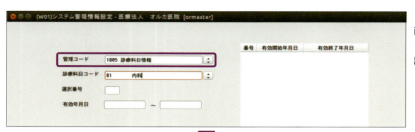

[システム管理情報設定] 画面で、「管理コード」プルダウンメニューから「1005 診療科目情報」を選択する

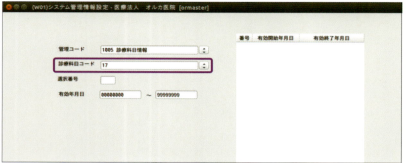

初期設定で「01　内科」と表示されている「診療科目コード」コンボボックスにたとえば小児科のコード「17」を直接入力。[Enter] キーを数回押すと、「有効年月日」テキストボックスの開始年月日に「00000000」、終了年月日に「99999999」が自動で入力されるので [確定] ボタンをクリック

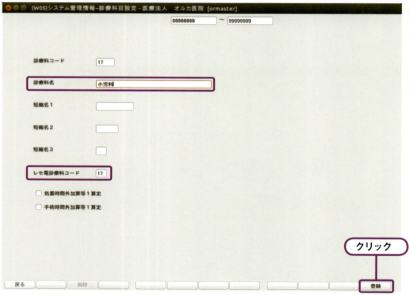

表示される [システム管理情報-診療科目設定] 画面で「診療科名」テキストボックスに「小児科」と入力。「レセ電診療科コード」にも小児科のコード「17」を入力して [登録] ボタンをクリックする

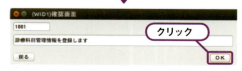

[確認画面] ダイアログボックスが表示されるので [OK] ボタンをクリックする。これで内科と小児科の2つを登録できた

そのほかの診療科は表を参考に設定してほしい。

コード	診療科	コード	診療科	コード	診療科
01	内科	13	美容外科	25	婦人科
02	精神科	14	脳神経外科	26	眼科
03	神経科	15	呼吸器外科	27	耳鼻いんこう科
04	神経内科	16	心臓血管外科	28	気管食道科
05	呼吸科	17	小児外科	29	理学診療科
06	消化器科	18	皮膚ひ尿器科	30	放射線科
07	胃腸科	19	皮膚科	31	麻酔科
08	循環器科	20	ひ尿器科	32	人工透析科
09	小児科	21	性病科	33	心療内科
10	外科	22	こう門科	34	アレルギー
11	整形外科	23	産婦人科	35	リウマチ
12	形成外科	24	産科	36	リハビリ

接続情報を設定する

続いて接続情報の設定を行う。ORCAの[マスターメニュー]画面の[01 医事業務]をクリック、[業務メニュー]画面の「メンテナンス業務」欄にある[91 マスタ登録]をクリック、[マスタ登録]画面の[101 システム管理マスタ]をクリックする。

[システム管理情報設定]画面で「管理コード」プルダウンメニューから「9000 CLAIM接続情報」を選択し、[Enter]キーを数回押すと、「有効年月日」テキストボックスの開始年月日に「00000000」、終了年月日に「99999999」が自動で入力されるので[確定]ボタンをクリックする。

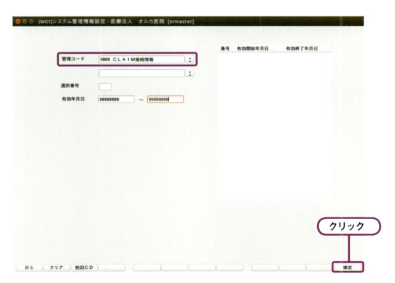

表示される[システム管理情報-CLAIM接続情報設定]画面で、次表のように設定する。

項目		値	
CLAIM接続		1 する	
送信用コード		3 UTF-8	
送信時ポップアップ	受付	有	
	患者登録	無	
	診療行為	無	
患者登録送信		無	
診療科レセ電送信		有	
病名集約*		無または有	
病名同期**		無または有	
入院オーダー取込		無	
複数ホスト送信		無	
再送（外来）受信		有	
外来診療科展開		0 標準変換（再診料のみ）	

＊複数診療科で同一病名を送信された場合、最初に送信された診療科にすべてまとめるかどうか

＊＊複数診療科で同一病名が存在する場合、送信された病名を更新する際にその他の診療科の同一病名も更新するかどうか

「送信アドレス」テキストボックスにはOpenDolphinクライアントをインストールしたネットワーク上のパソコンのうち、患者情報を受け取りたいパソコンのネットワーク上のIPアドレス（本書では「192.168.11.33」）、「ポート受付」に「5002」と入力（「メモ」は任意でよいが英数字も含め全角文字に限る）。

これらを入力し終えたら［登録］ボタンをクリック。［確認画面］ダイアログボックスが表示されるので［OK］ボタンをクリックする。

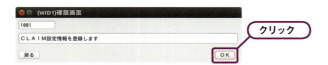

患者情報を登録する

ORCAの[マスターメニュー]画面の[01　医事業務]をクリックして表示される[業務メニュー]画面の「受付業務」欄にある[12　登録]をクリック。

[患者登録-患者登録]画面の[基本情報]タブで患者情報を入力する。最初に患者番号のテキストボックスに半角英数字で「＊」を入力して[Enter]キーを押すと、患者番号が自動採番される。

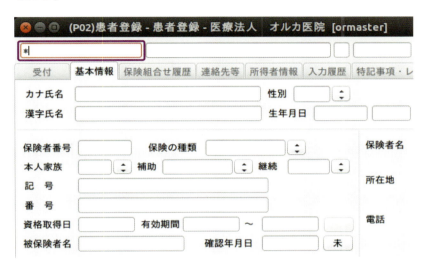

次いで「カナ氏名」から入力していく。「生年月日」では和暦で入力するが、元号は「1：明治」「2：大正」「3：昭和」「4：平成」と割り当てられているので、たとえば「昭和42年8月22日」の場合は「3420822」と入力する。ほかの年月日を入力する項目も同様である。

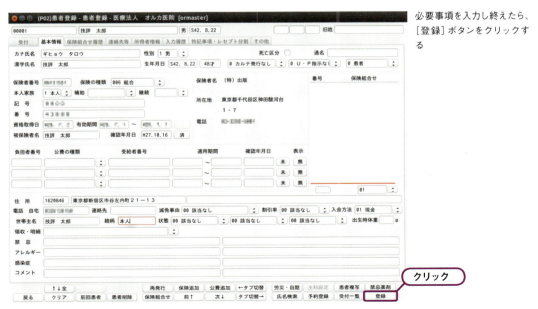

必要事項を入力し終えたら、[登録]ボタンをクリックする

クリック

OpenDolphinクライアントとなるパソコンのポートを開放する

　患者登録を終えたら、カルテを作成するWindowsやMacなどのパソコンのポート「5002」を開放し、OpenDolphinクライアントをインストールする必要がある。ファイアウォールを無効にしていれば通常、ポートは開放されているが（Macの初期設定では無効になっている）、有効にしている場合は個別に設定する必要がある。ここではWindows／Macそれぞれのファイアウォールでの設定方法について触れておく。

開放するポート番号	プロトコル	備考
5002	TCP	ORCAで受け付けた患者情報を受信する

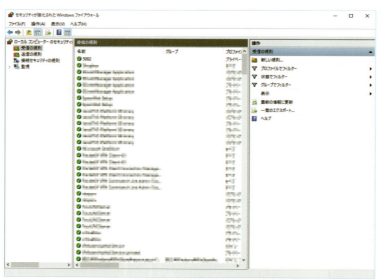

［コントロールパネル］－［システムとセキュリティ］－［Windowsファイアウォール］の順に選択し、左側のウインドウで［詳細設定］をクリック。［セキュリティが強化されたWindowsファイアウォール］ダイアログボックスの左側のウインドウで［受信の規則］をクリックし、右側のウインドウで［新しい規則］をクリック。表示される［新規の受信の規則ウィザード］の指示に従ってポートを開放する。Windows標準のファイアウォールとは別のウイルス対策ソフトを使用している場合は、それらのマニュアルを参照してほしい

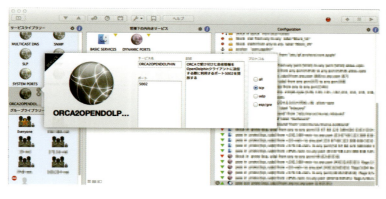

Mac OS X v10.5以降に標準搭載されているファイアウォールではアプリケーションファイアウォールが導入されており、番号を指定したポートの開放はできない。初期設定のまま無効にするか、別のウイルス対策ソフトやファイアウォールソフトの導入を検討したい。図はMurus（http://www.murusfirewall.com/）によるポート開放例。Murusはパケットフィルタ型ファイアウォールで、有料版のMurus ProやMurus Basic、無料版のMurus Liteが公開されている

SECTION 02
ORCAでの患者受付と OpenDolphin・ORCA間の送受信

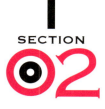

ORCAで登録した患者が来院したと仮定し、
受付情報をOpenDolphinクライアントに送信、カルテを作成してORCAに再送信する。
これらの一連の操作が正常に行えれば、OpenDolphinのインストールは成功だ。
なお、ORCAで患者受付する際には、OpenDolphinサーバおよび患者情報を受け取りたい
OpenDolphinクライアントは起動している必要があるので注意してほしい。

ORCAで患者受付を行う

CHAPTER 03 −SECTION 01「ORCAの設定と患者登録」でORCAに登録した患者が来院したと仮定して、以降の操作を行う。

OpenDolphinはCHAPTER 02 −SECTION 03「LinuxパソコンにOpenDolphinサーバをインストールする」で説明した方法で、Linuxパソコンではサーバが、WindowsやMacなどのネットワーク上のパソコンではクライアントがあらかじめ起動されている必要がある。

ORCAクライアント（ORCAサーバをインストールしたLinuxパソコンでも、ネットワーク上のWindowsやMacなどの端末パソコンにインストールされたORCAクライアントでもかまわない。本書ではLinuxパソコンでORCAクライアントを起動し、以下の操作を行っている）を起動し、［マスターメニュー］画面の［01　医事業務］をクリック、［業務メニュー］画面の［受付業務］欄にある［11　受付］をクリックすると、［受付］画面が表示される。

来院した患者情報を［患者番号］入力ボックスや［氏名］入力ボックスなどに入力して検索する。ここでは［患者番号］に「00001」と入力して、［Enter］キーを押した。

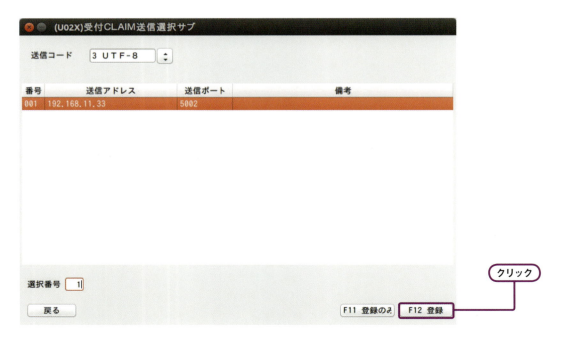

　患者番号「00001」で登録されている「技評　太郎」が検索されたので、［受付完了］ボタンをクリックすると［受付CLAIM送信選択サブ］ダイアログボックスが表示される。ここで複数の送信先が表示される場合は、患者受付情報を送信したいパソコンを選択する。本書の例では送信アドレス「192.168.11.33」のパソコンを選択して、［F12　登録］ボタンをクリック。

[受付CLAIM送信選択サブ] ダイアログボックスが自動的に閉じ、[受付] 画面に戻る。「現在の予約、受付状況」欄の送信項目に「送済」と表示されれば、目的のパソコンに患者情報が送信されたことになる。この患者情報はパソコンに登録された後、LinuxパソコンにインストールされたOpenDolphinサーバにも自動的に転送、登録される。

　なお、ORCAとOpenDolphinの接続確認であっても、ORCAに登録する患者情報には保険情報が含まれている必要がある。

OpenDolphinクライアントで受付患者情報を確認する

　あらかじめWindowsパソコンで起動しておいたOpenDolphinクライアントの [メインウインドウ] 画面の [受付リスト] タブを確認してみる。今しがたORCAで送信した患者が受信されているはずだ。

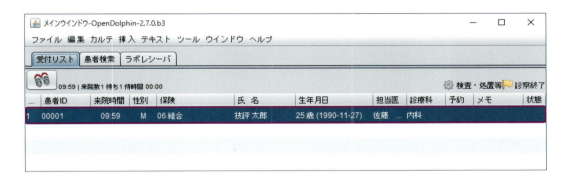

　カルテを作成したい患者を選択し、[ファイル] メニューの [開く] を選択する。患者をダブルクリックあるいは右クリックして表示されるコンテキストメニューから [カルテを開く] を選択してもよい。

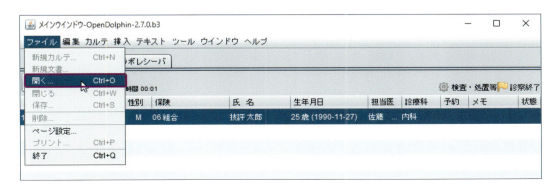

患者の[インスペクタ]画面が表示される。ツールバーの[新規カルテ]アイコンをクリックするか、[ファイル]メニューの[新規カルテ]を実行すると、[新規カルテ]ダイアログボックスが表示されるので[OK]ボタンをクリックする。

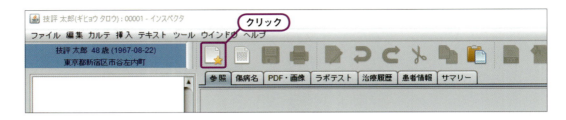

白紙の2号用紙が表示される。

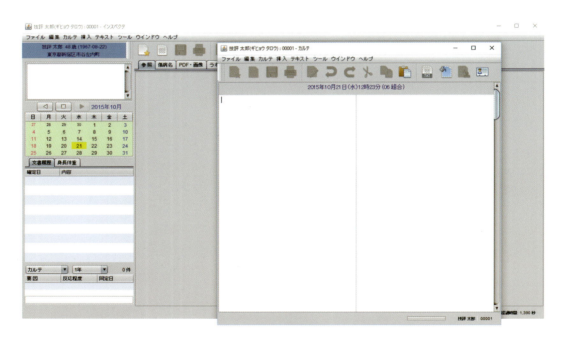

　本稿の目的はORCAとOpenDolphinの接続が正しく行われているか確認することなので、適当な診療行為を入力してみる。画面左側は所見欄で、ここにテキストを直接入力したり、シェーマや画像の貼り付け、PDFなどのファイル添付も可能だ。画面右側は算定欄で処方や各種検査、処置などをスタンプ入力する。より詳しいカルテ入力方法はCHAPTER 05 – SECTION 02「スタンプを閲覧・作成・修正する」を参照してほしい。

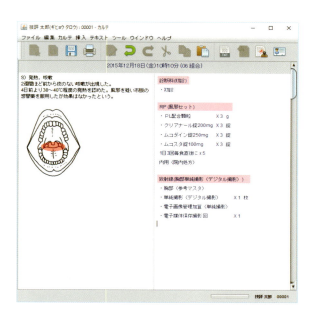

適当な所見と診療行為を入力したら、メニューバーのフロッピーディスクアイコンをクリックするか、[ファイル]メニューの[保存]を選択する。

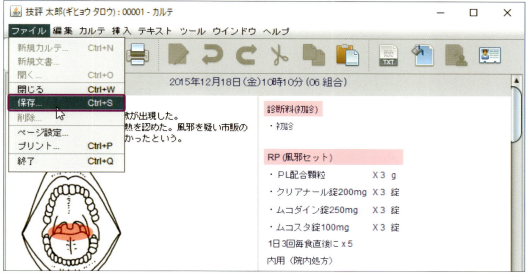

[ドキュメント保存]ダイアログボックスが表示されるので、[診療行為を送信する]にチェックが付いていることを確認して、[保存]ボタンをクリックする。これでカルテは保存された。

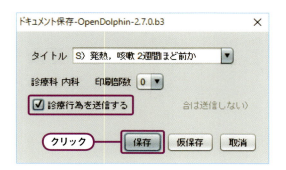

ORCAで診療行為の算定を行う

ORCAクライアントの[マスターメニュー]画面の[01　医事業務]をクリック、[業務メニュー]画面の[会計業務]欄にある[21　診療行為]をクリックすると、[診療行為入力-診療行為入力]画面が表示される。

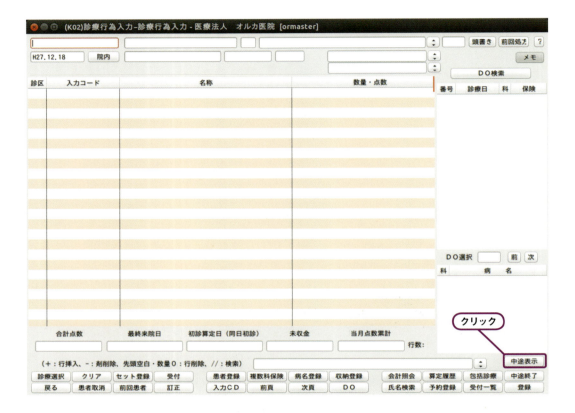

［中途表示］ボタンをクリックすると、［診療行為入力-中途終了一覧］ダイアログボックスが表示されるので、算定する患者を選択して［F12　登録］ボタンをクリック。

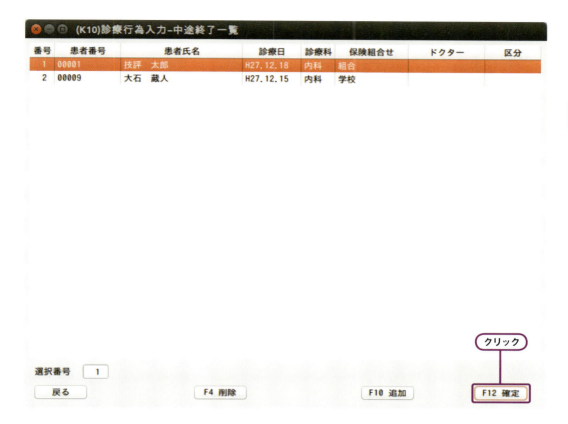

［診療行為入力-中途終了一覧］ダイアログボックスが自動的に閉じ、［診療行為入力-診療行為入力］画面に戻る。OpenDolphinの算定欄に記入した診療行為が表示されている。

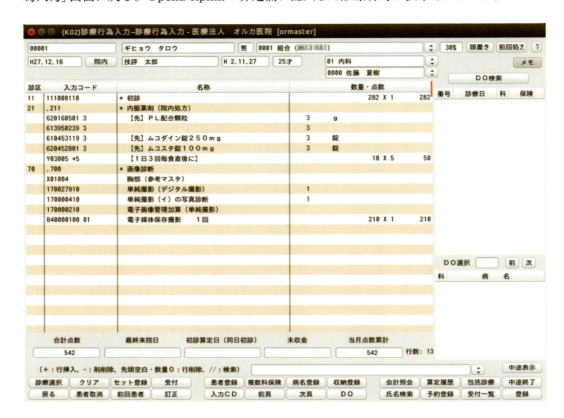

レセプトや処方せんの発行などは、ORCAのマニュアルを参照してほしい。

CHAPTER

4

OpenDolphinの基本

新しいソフトウェアに習熟する近道は
インターフェイスや操作方法を体系的に理解することだ。
本章ではOpenDolphinの操作はもちろん、環境設定方法と内容、
OpenDolphinを使うのに必須のユーザー登録と施設情報入力を解説する。
本文では特に触れていないが、
操作をさらに速くスムーズに使うのに有効な
ショートカットキー一覧も紹介している。

OpenDolphinの画面構成

OpenDolphinの主要なウインドウやダイアログボックスなどの画面構成と名称を説明するほか、OpenDolphinを活用するうえで頻繁に使用する表示方法や操作についても解説する。

ログイン画面

　OpenDolphinクライアント起動直後に表示されるログイン画面。［設定］ボタンをクリックすると各種［環境設定］ダイアログボックスが表示される。1端末で利用するユーザーが1人に限定される場合、環境設定を行うのは初期設定時のみで、2回目以降のログインでは、ログイン画面でパスワードを入力し、［ログイン］ボタンをクリックするだけだ。

　複数のユーザーで共有する場合は、その都度、［ユーザーID］にOpenDolphinにあらかじめ登録してあるIDとパスワードを入力して［ログイン］ボタンをクリック、ログインする必要がある。

　［設定］ボタンをクリックしての設定方法はCHAPTER 04 –SECTION 02「OpenDolphinの環境設定」で、複数のユーザーでOpenDolphinを共有する場合の設定方法はCHAPTER 04 –SECTION 03「ユーザー登録と施設情報の設定」を参照してほしい。

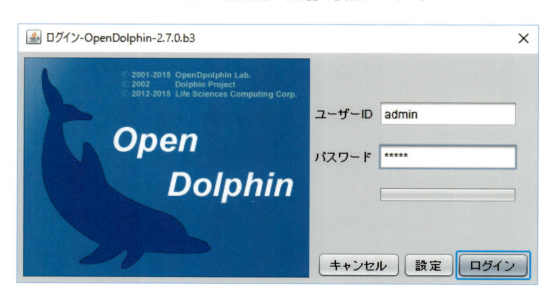

［メインウインドウ］画面

ログインすると最初に表示される画面。画面上部にメニューバー、［受付リスト］［患者検索］［ラボレシーバ］タブがある（初期設定では［予定患者］タブは表示されない。予定カルテ機能を使うには［環境設定］ダイアログボックスで有効にする必要がある）。

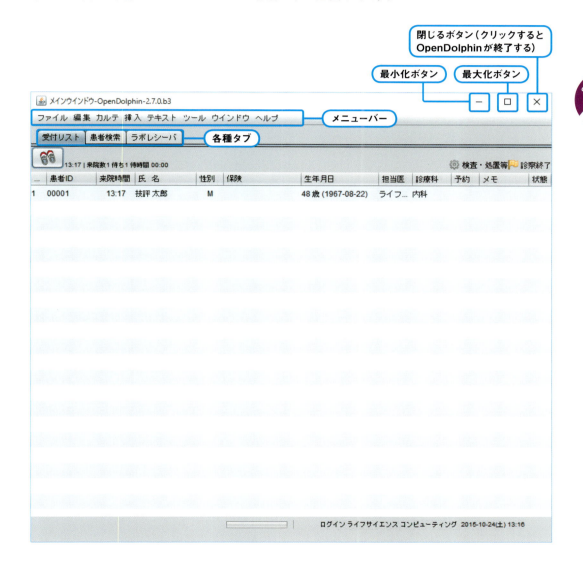

メニューバー

［メインウインドウ］画面で有効なメニューとその内容は次のとおり。

メインメニュー	サブメニュー①	サブメニュー②	内容
ファイル	開く		［インスペクタ］画面を開く
	終了		OpenDolphinを終了させる
カルテ	環境設定		［環境設定］ダイアログボックスで［カルテ］［スタンプ］［紹介状等］［コード］［リレー等］の設定が行える
	ルック&フィール	Nimbus	Java SE 6 Update Nで導入された見た目や操作感に切り替える
		Native	Windowsのネイティブデザインに切り替える
ツール	スタンプボックス		［スタンプ箱］画面が表示される
	シェーマボックス		［シェーマボックス］画面が表示される
	プロフィール変更		［プロフィール変更］ダイアログボックスが表示される
	施設情報編集		［ユーザー管理］ダイアログボックスの［施設情報編集］タブが表示される
	院内ユーザ登録		［ユーザー管理］ダイアログボックスの［院内ユーザ登録］タブが表示される（※管理者でログインした場合のみ有効）
	保険医療機関コード読み込み		ORCAに設定されている保険医療機関コード、JMARIコードを表示させる
ウインドウ			同時に開いているウインドウのうち、アクティブなウインドウを選択できる
ヘルプ	ドルフィン		Webサイト「OpenDolphin」（http://dolphin-dev.github.io/）が表示される
	オルカ		Webサイト「ORCA Project：日医標準レセプトソフト」（http://www.orca.med.or.jp/receipt/）が表示される
	CLAIM規格		Webサイト「NPO法人　MEDXMLコンソーシアム」（http://medxml.sakura.ne.jp/）が表示される
	情報		OpenDolphinの情報が表示される

[受付リスト] タブ

　ORCAで受け付けた患者が一覧表示される。患者リストをダブルクリックすると[インスペクタ]画面を表示できる。

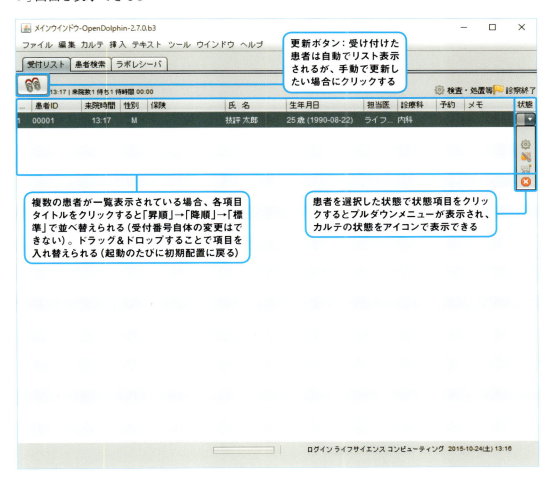

　状態項目にはカルテの状態がアイコン表示される。各アイコンの内容は次のとおり。

	診察終了	カルテ送信(保存)した場合に表示される(自動表示)
	再送信あり注意	カルテ修正し、カルテを再送信(保存)した場合に表示される(自動表示)(ポップアップメニュー[修正送信を注意アイコンにする]で設定可能)
	検査・処置等	検査中・処置中などの患者に使用する(手動表示)
	至急	急患・急ぎの患者に使用する(手動表示)
	外出中	受付済みの患者の外出時に使用する(手動表示)
	キャンセル	受付済みの患者を取消表示にする(手動表示)
		ほかのユーザーが同じ患者のカルテを閲覧中に表示される(自動表示)
		自身でカルテ閲覧中に表示する(自動表示)

患者リスト画面で選択された患者の上で右クリックするとコンテキストメニューが表示される。メニューの内容は次のとおり。

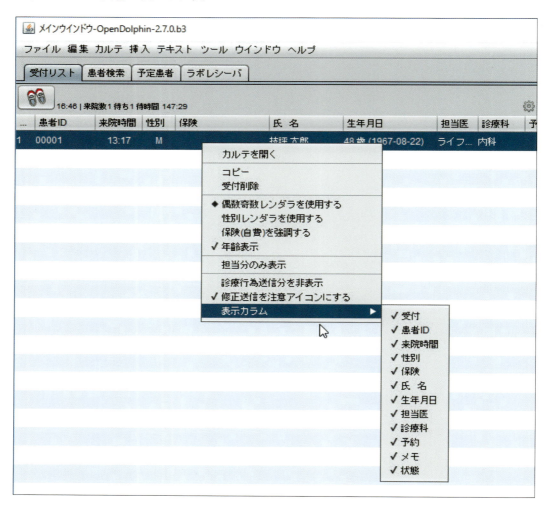

カルテを開く*	［インスペクタ］画面を表示する
コピー*	選択した患者リストの情報をCSV形式でクリップボードにコピーできる
受付削除*	受付済みの患者を削除する（※ORCAの受付取消とは連動しない）
偶数奇数レンダラを使用する	偶数・奇数で交互にボーダー表示する
性別レンダラを使用する	性別で色分け表示する
保険（自費）を強調する	患者の保険情報が自費の場合、黄色で表示する
年齢表示	生年月日欄に年齢表示する
担当分のみ表示	医師が自分で担当した患者のみリストに表示する
修正送信を注意アイコンにする	修正送信した場合、診察終了アイコンを注意アイコンにする
表示カラム	受付リストの項目を「チェックあり：表示」「チェックなし：非表示」で設定する

＊余白で右クリックした場合、コンテキストメニューに表示されない

[患者検索] タブ

ORCAで受け付けてOpenDolphinに登録された患者を検索して表示させる画面。患者リストをダブルクリックすると［インスペクタ］画面を表示できる（患者検索は、ORCAで登録・受付完了し、OpenDolphinにデータ送信した後、可能になる）。

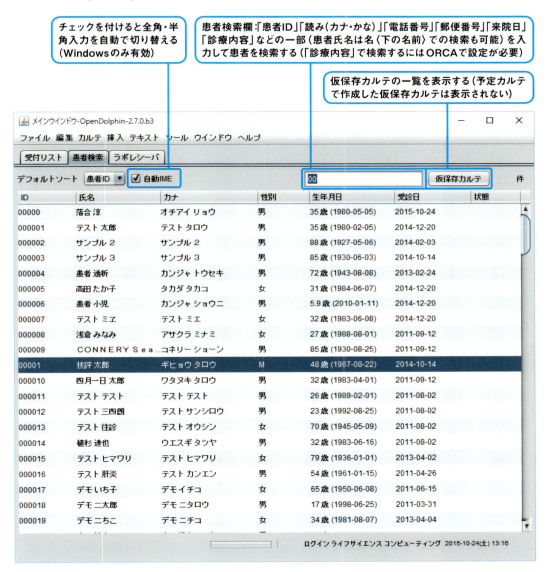

患者リスト画面で選択された患者の上で右クリックするとコンテキストメニューが表示される。メニューの内容は次のとおり。

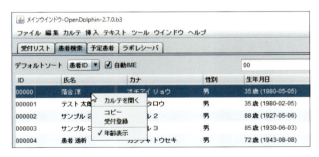

カルテを開く*	[インスペクタ]画面を表示する
コピー*	選択した患者リストの情報をCSV形式でクリップボードにコピーできる
受付登録*	[受付リスト]タブに患者を登録する
年齢表示	チェックがあると生年月日欄に年齢と生年月日を表示する

＊余白で右クリックした場合、コンテキストメニューに表示されない

[ラボレシーバ]タブ

検査会社からの検体検査結果を電子媒体などで受け取り、取り込む画面。登録すると検査結果が患者のカルテに反映される。

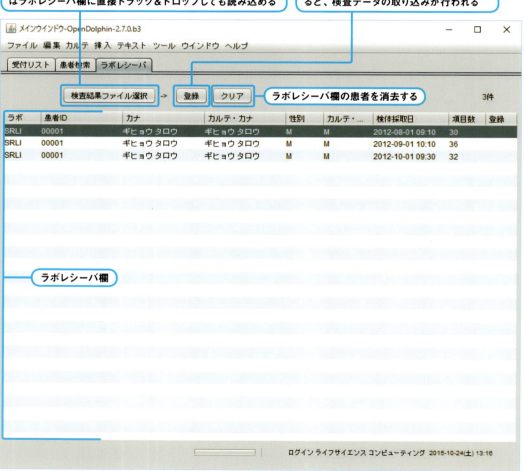

[インスペクタ]画面

　[メインウインドウ]画面の[患者リスト]タブで患者を選択し、[ファイル]メニューの[開く]を選択するか、ダブルクリック、あるいは患者を右クリックして表示されるコンテキストメニューから[カルテを開く]を選択すると表示される画面(新規患者の場合は新規カルテが作成される)。

　画面上部にメニューバー、各種アイコンが並ぶツールバー、[参照][傷病名][PDF・画像][ラボテスト][治療履歴][患者情報][サマリー]タブがある。

　画面左側には患者情報のほか、「メモ」「アレルギー」「身長体重」「文書履歴」「カレンダ」が表示される(「メモ」などの表示順は[環境設定]ダイアログボックスで変更できる)。

　画面中央部はカルテや各種文書が表示される画面である。

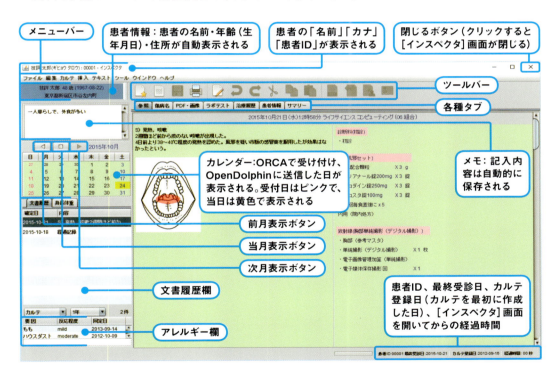

メニューバー

[インスペクタ]画面で有効なメニューとその内容は次のとおり。[ツール][ウインドウ][ヘルプ]メニューは[メインウインドウ]画面と同様である。

メインメニュー	サブメニュー①	サブメニュー②	内容
ファイル	新規カルテ		新しいカルテを開く
	新規文書		新規文書（診療情報提供書、紹介患者経過報告書、報告書、診断書）を作成する
	閉じる		[インスペクタ]画面を閉じる
	削除		文書履歴で選択したカルテを削除する
	ページ設定		[ページ設定]ダイアログボックスを表示させ、印刷設定を行う
	プリント		[カルテ印刷]ダイアログボックスを表示させ、印刷を実行する
	終了		OpenDolphinを終了する
編集	修正		すでに作成したカルテへの加筆・修正を行う
カルテ	処方日数変更		処方日数をまとめて変更する
	CLAIM送信		ORCAへ情報を送信する
	相互作用チェック		相互作用チェックを行う
	昇順		カルテ表示・文書履歴表示を昇順で表示する
	降順		カルテ表示・文書履歴表示を降順で表示する
	修正履歴表示		チェックを付けると文書履歴表示欄に修正履歴を表示する
	環境設定		[環境設定]ダイアログボックスで[カルテ][スタンプ][紹介状等][コード][リレー等]の設定が行える
	ルック&フィール	Nimbus	カレンダー表示などの罫線をNimbusは非表示、Nativeは表示で設定する（変更はOpenDolphinをいったん終了・起動後に反映される）
		Native	

ツールバー

ツールバーに表示される各アイコンの内容は次のとおり。

📄	カルテを新規に作成する
📄	紹介状等の文書を新規に作成する
💾	カルテや文書を保存する
🖨	印刷する
✏️	カルテや文書を修正する
↶	操作をやり直す
↷	操作を再実行する
✂️	テキスト、スタンプ、画像をカットする

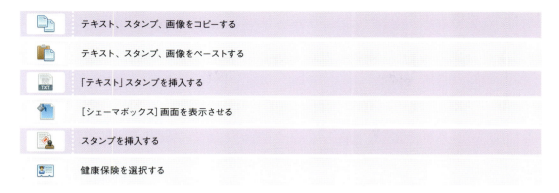

[参照] タブ

　カルテなどの過去の文書履歴の内容を表示する画面。画面左側の文書履歴欄で過去に作成したカルテを選択すると、その内容が表示される。カルテを新規に作成する場合は、この[参照]タブが選択された状態で、[ファイル]メニューの[新規カルテ]を選択するか、ツールバーの[新規カルテ]アイコンをクリックする。文書を新規に作成する場合は、[ファイル]メニューの[新規文書]を選択するか、ツールバーの[新規文書]アイコンをクリックする。

　画面中央部に表示されるカルテや文書の背景は薄緑色になっており、閲覧しかできない。編集するには[編集]メニューの[修正]を実行するか、ツールバーの[修正]アイコンをクリックし、背景が白色のカルテや各種文書を開いて行うことになる。

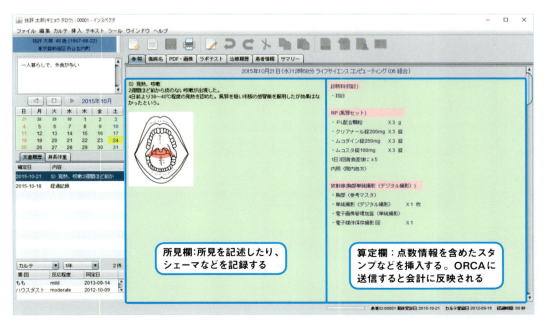

[傷病名] タブ

傷病歴を管理する画面。

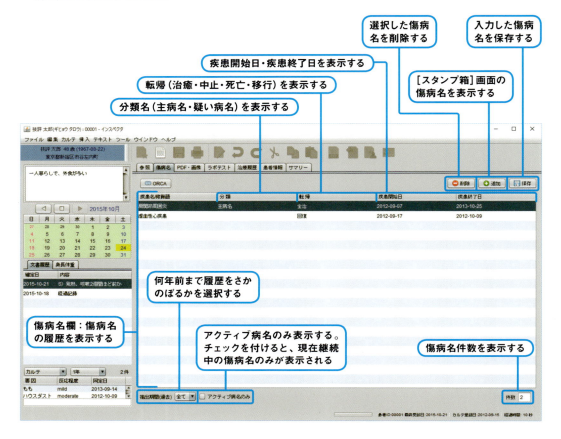

疾患名/修飾語項目の傷病名を右クリックするとコンテキストメニューが表示される。

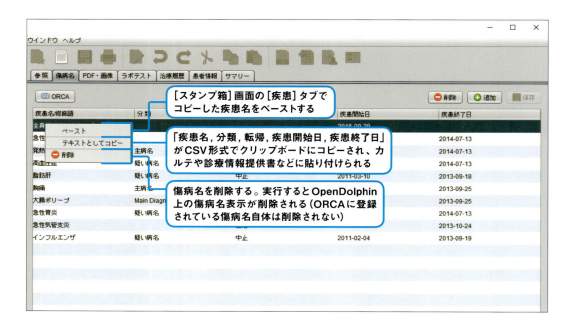

[PDF・画像] タブ

　レントゲン・CT等の画像や文書（PDF、Excel、PowerPoint、Wordなど）などの管理をする画面。PDF・画像欄に取り込んだ画像をダブルクリックすると拡大表示できるほか、カルテ所見欄に画像を挿入したり、カルテに文書を添付したりできる。

　あらかじめ画像や文書を管理・保存するフォルダを所定の場所に作成し、［設定］ボタンをクリックして表示される［イメージブラウザ設定］ダイアログボックスで新規作成したフォルダをベースディレクトリに設定する必要がある。

　最初に画像ファイルを大元で管理・保存するフォルダ（任意の名称でよい）を手動で作る必要があるが、その中の「患者ID」フォルダは自動で作成される。

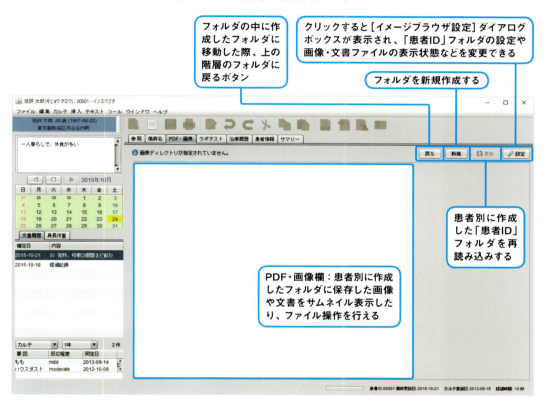

[ラボテスト] タブ

　検体検査の結果を参照する画面。検体検査会社から提供された検体検査データを取り込んで、管理したりグラフ表示などを行う。

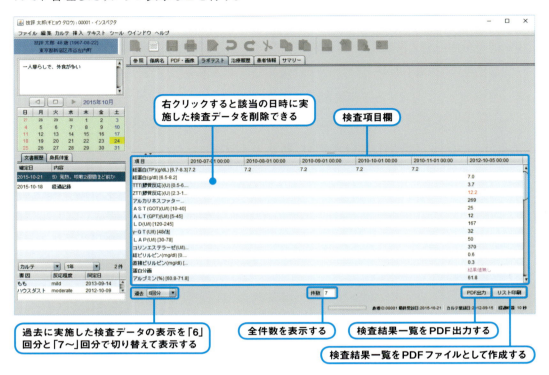

　1項目のみ選択では、グラフ背景に正常域が薄緑色で表示される。

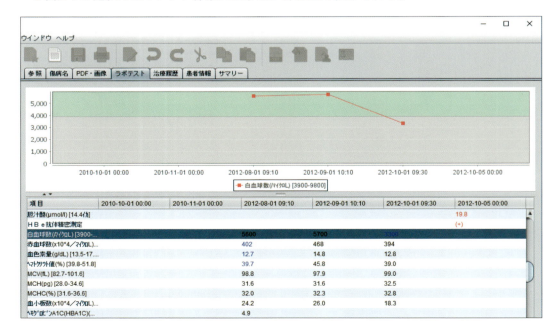

検査項目欄でキーボードの[Shift]あるいは[Ctrl]キーを押しながら複数の項目をクリックすると、複数の検査項目のグラフを表示できる。

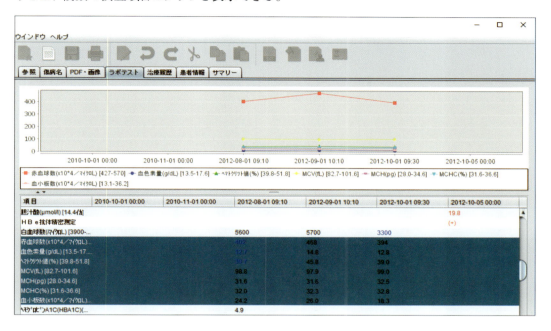

[治療履歴] タブ

治療履歴を参照する画面。診療行為区分プルダウンメニューで選択した診療行為が行われた年月日を確認できる。診療行為カレンダーに、診療行為を実施した日はピンク、当日は黄色、患者の誕生日は青で表示される。

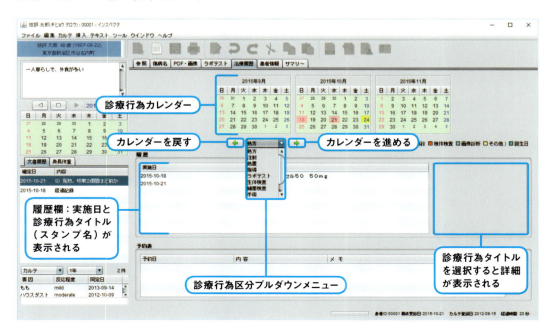

診療行為区分プルダウンメニューには「処方」「注射」「処置」「指導」「ラボテスト」「生体検査」「細菌検査」「手術」「放射線」「その他」が登録されている。

　診療行為カレンダーには、「再診」「検体検査」「画像診断」「その他」の予約も登録しておける。ほかの予約システムとは連携しないが、患者単位でスケジュールを登録・管理しておけるので便利だ。

　4種類の予約アイコンのいずれかを、診療行為カレンダーの予約として登録する日にちに直接ドラッグ＆ドロップすると、予約を入れた日が色表示される（取り消すには日にちを右クリックして表示されるコンテキストメニューで［取り消し］を実行する）。同時に予約表欄に予約を入れた日付と内容が表示される。グレーアウトされていた［更新］ボタンがアクティブになるので、クリックして予約を確定させる。

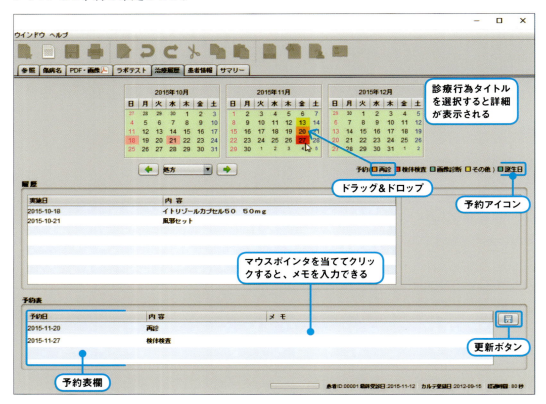

［患者情報］タブ

　患者氏名・住所・電話番号・健康保険などの基本情報を表示する画面。ORCAで登録した患者情報が表示されるほか、OpenDolphinで新たに項目を追加したり、追加した項目の編集も行える。ORCAにない項目はOpenDolphinに登録しておける。

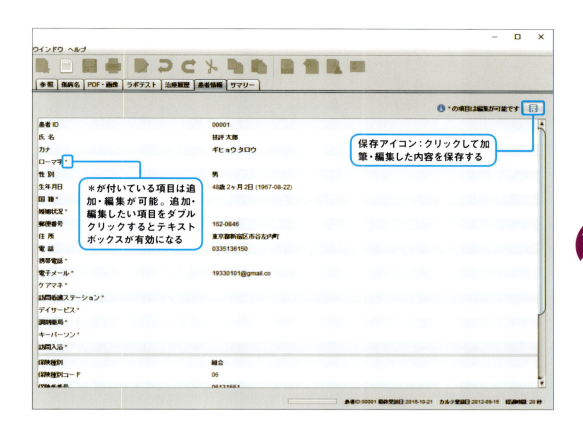

[サマリー] タブ

自由な書式でテキスト入力できる画面。

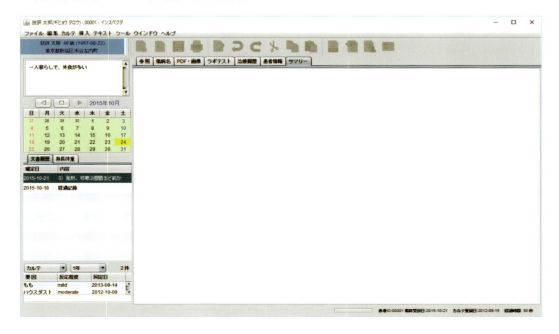

そのほか、[ファイル]メニューの[新規文書]を選択するか、ツールバーの[新規文書]アイコンを選択して表示される[新規文書作成]ダイアログボックスで各種文書を選択すると[記入（診療科・保険組合種別）][診療情報提供書][紹介患者経過報告書][ご報告][診断書]タブが表示される（初期状態の場合。これらの文書フォームはユーザーが作成して追加することが可能）。

文書履歴欄

　画面左側の文書履歴欄の[文書履歴]タブでは、すでに作成したカルテや診断書などの文書の履歴を表示するほか、タイトル変更なども行える。

　[文書履歴]タブにカルテを表示させるか、文書を表示させるかは、プルダウンメニューの「カルテ」「紹介状／診断書」で切り替える。その隣りのプルダウンメニューでは何年前まで履歴をさかのぼるかを「1年」「2年」「3年」「4年」「5年」「全て」から選べる。カルテの場合は、保険種別により、「白：保険診療」「黄色：自費診療」「オレンジ色：労災保険」「青：自賠責保険」のように色分け表示される（どの保険種別に色付けするかは[環境設定]ダイアログボックスの[カルテ]アイコンの[診療行為]タブで設定できる）。

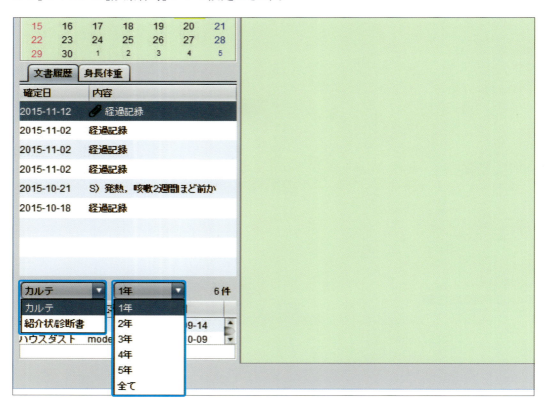

[文書履歴]タブに表示されたカルテや文書をクリックすると、画面中央部の[参照]タブにその内容が表示される。

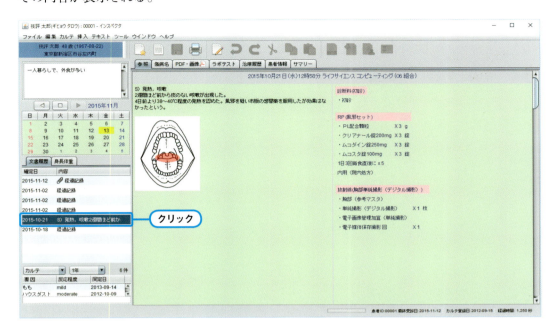

　[文書履歴]タブに表示されたカルテや文書を[Ctrl]または[Shift]キーを押しながらクリックすると分割表示できる。

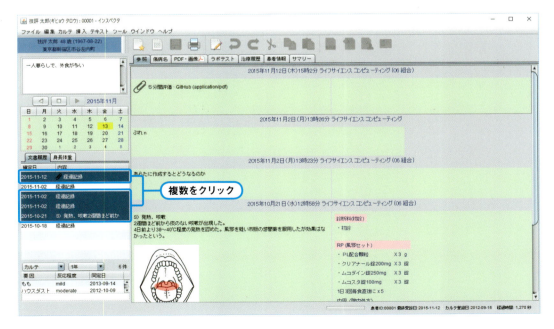

［身長体重］タブでは、患者の身長体重情報を記録・管理しておける。新たに身長体重情報を追加するにはリスト上で右クリックして表示されるコンテキストメニューから［追加］を実行する（何もないところで右クリックすると［追加］のみ表示される）。

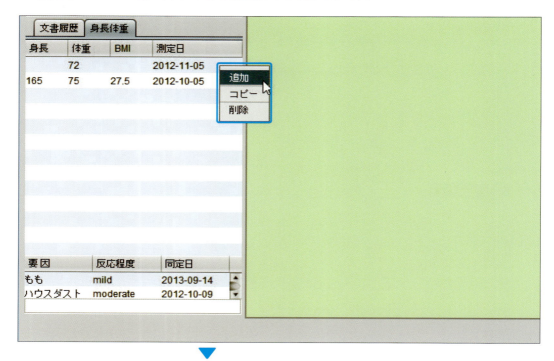

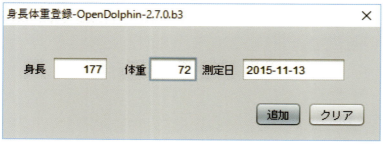

［身長体重登録］ダイアログボックスが表示されるので、「身長」「体重」入力ボックスに数値を入力する。「測定日」は当日の日付が自動入力されるが修正も可能だ。［追加］ボタンをクリックすると、［身長体重］タブに身長体重情報が登録される。「BMI」は自動計算される

　リスト上で右クリックして表示されるコンテキストメニューのうち［コピー］を選択すると「身長，体重，測定日，BMI」の順でCSV形式のデータがクリップボードにコピーされる。リストを選択した状態で［削除］を選択すると削除できる。また、身長体重情報の修正は行えないので、誤って登録した場合は、削除したうえで改めて［追加］を実行して登録し直す。

アレルギー欄

アレルギー欄には、患者のアレルギー情報を記録・管理しておける。新たにアレルギー情報を追加するにはリスト上で右クリックして表示されるコンテキストメニューから［追加］を実行する（何もないところで右クリックすると［追加］のみ表示される）。

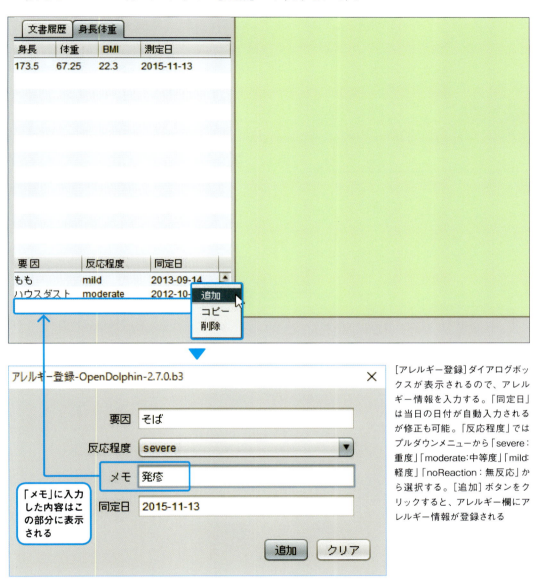

［アレルギー登録］ダイアログボックスが表示されるので、アレルギー情報を入力する。「同定日」は当日の日付が自動入力されるが修正も可能。「反応程度」ではプルダウンメニューから「severe：重度」「moderate：中等度」「mild：軽度」「noReaction：無反応」から選択する。［追加］ボタンをクリックすると、アレルギー欄にアレルギー情報が登録される

リスト上で右クリックして表示されるコンテキストメニューのうち［コピー］を選択すると「要因，反応程度，同定日」の順でCSV形式のデータがクリップボードにコピーされる。リストを選択した状態で［削除］を選択すると削除できる。また、アレルギー情報の修正は行えないので、誤って登録した場合は、削除したうえで改めて［追加］を実行して登録し直す。

[カルテ] 画面

　［インスペクタ］画面の［参照］タブが選択された状態で、［ファイル］メニューの［新規カルテ］を選択するか、ツールバーの［新規カルテ］アイコンをクリックして表示される画面。その際、［新規カルテ］ダイアログボックスで、［カルテ編集ウインドウ］を別ウインドウとして開くか、タブパネルに追加するスタイルで開くかを選択できる（初期状態は別ウインドウとして開く）。

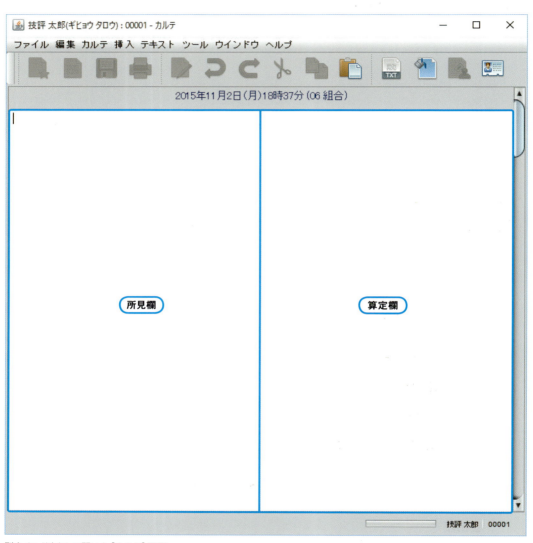

別ウインドウとして開いた［カルテ］画面

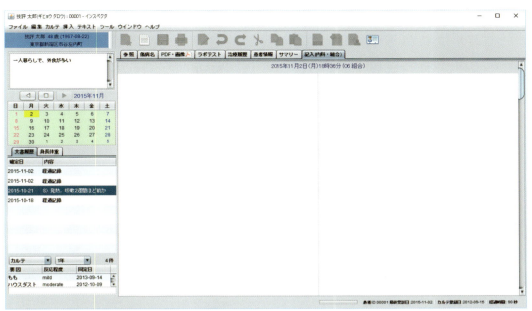

タブパネルに追加するスタイルで開いた[カルテ]画面

　[カルテ]画面で有効なメニューとその内容は次のとおり。[ファイル][編集][カルテ]メニューは[インスペクタ]画面、[ツール][ウインドウ][ヘルプ]メニューは[メインウインドウ]画面と同様である。

メインメニュー	サブメニュー①	サブメニュー②	内容
挿入	添付/画像挿入		カルテに画像を挿入したり、文書を添付する
	テキスト	ユーザーが登録したサブメニュー	所見欄に展開可能な「テキスト」スタンプの内容が表示される
	診療行為区分ごとに作成したスタンプ名	ユーザーが登録したサブメニュー	算定欄に展開可能な診療行為区分別のスタンプの内容が表示される
テキスト	サイズ	大きく	文字のサイズを変更する
		小さい	
		標準サイズ	
	スタイル	ボールド	文字のスタイルを変更する
		イタリック	
		アンダーライン	
	行揃え	左揃え	行揃えを変更する
		中央揃え	
		右揃え	
	カラー	レッド	文字色を変更する
		オレンジ	
		イェロー	
		グリーン	
		ブルー	
		パープル	
		グレイ	
		黒	

［記入］画面

　［ファイル］メニューの［新規文書］を選択するか、ツールバーの［新規文書］アイコンをクリックして表示される［新規文書作成］ダイアログボックスで［プレイン文書（台紙）］を選択すると表示される画面。

　修正は［編集］メニューの［修正］を実行するかツールバーの［修正］アイコンをクリックして、保存は［ファイル］メニューの［保存］を実行するかツールバーの［保存］アイコンをクリックして行う。

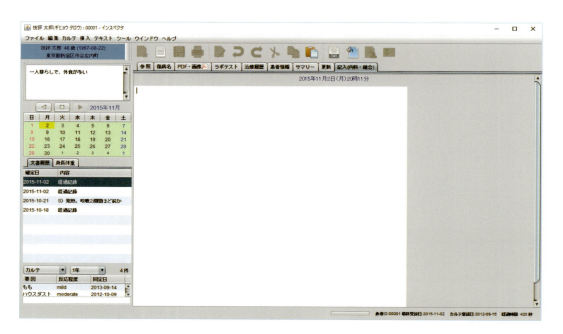

［診療情報提供書］画面

［ファイル］メニューの［新規文書］を選択するか、ツールバーの［新規文書］アイコンをクリックして表示される［新規文書作成］ダイアログボックスで［診療情報提供書］を選択すると表示される画面。

所定のフォームに患者名やあらかじめ登録した医療機関情報などを差し込み、診療情報提供書を作成。［ファイル］メニューの［プリント］を実行するか、ツールバーの［プリント］アイコンをクリックして、差し込み済み診療情報提供書のPDFを作成できる（［フォーム印刷］を選択するとフォームを印刷する）。

修正は［編集］メニューの［修正］を実行するかツールバーの［修正］アイコンをクリックして、保存は［ファイル］メニューの［保存］を実行するかツールバーの［保存］アイコンをクリックして行う。

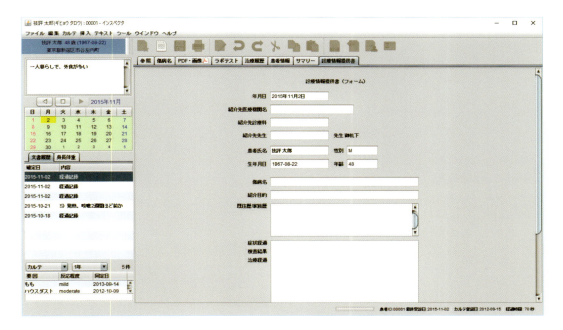

［紹介患者経過報告書］画面

　［ファイル］メニューの［新規文書］を選択するか、ツールバーの［新規文書］アイコンをクリックして表示される［新規文書作成］ダイアログボックスで［紹介患者経過報告書］を選択すると表示される画面。

　所定のフォームに患者名やあらかじめ登録した医療機関情報などを差し込み、紹介患者経過報告書を作成。［ファイル］メニューの［プリント］を実行するか、ツールバーの［プリント］アイコンをクリックして、差し込み済み紹介患者経過報告書のPDFを作成できる（［フォーム印刷］を選択するとフォームを印刷する）。

　修正は［編集］メニューの［修正］を実行するかツールバーの［修正］アイコンをクリックして、保存は［ファイル］メニューの［保存］を実行するかツールバーの［保存］アイコンをクリックして行う。

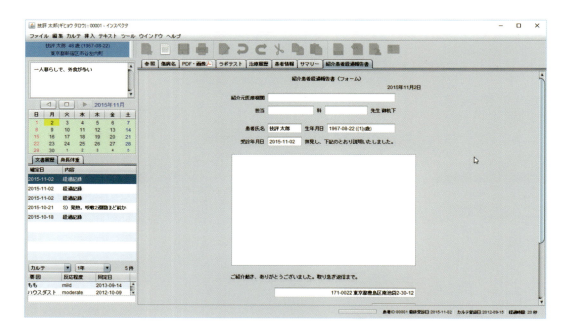

［ご報告］画面

　［ファイル］メニューの［新規文書］を選択するか、ツールバーの［新規文書］アイコンをクリックして表示される［新規文書作成］ダイアログボックスで［ご報告］を選択すると表示される画面。

　所定のフォームに患者名やあらかじめ登録した医療機関情報などを差し込み、紹介患者経過報告書を作成。［ファイル］メニューの［プリント］を実行するか、ツールバーの［プリント］アイコンをクリックして、差し込み済み紹介患者経過報告書のPDFを作成できる（［フォーム印刷］を選択するとフォームを印刷する）。

　修正は［編集］メニューの［修正］を実行するかツールバーの［修正］アイコンをクリックして、保存は［ファイル］メニューの［保存］を実行するかツールバーの［保存］アイコンをクリックして行う。

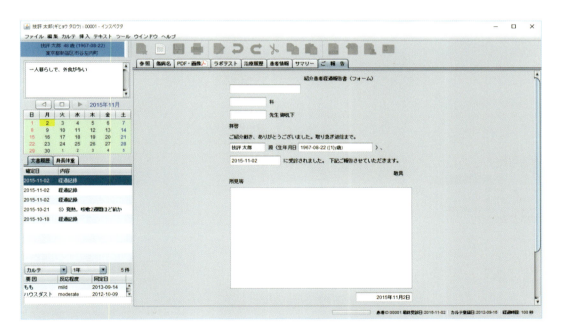

［診断書］画面

　［ファイル］メニューの［新規文書］を選択するか、ツールバーの［新規文書］アイコンをクリックして表示される［新規文書作成］ダイアログボックスで［ご報告］を選択すると表示される画面。

　所定のフォームに患者名やあらかじめ登録した医療機関情報などを差し込み、診断書を作成。［ファイル］メニューの［プリント］を実行するか、ツールバーの［プリント］アイコンをクリックして、差し込み済み診断書のPDFを作成できる（［フォーム印刷］を選択するとフォームを印刷する）。

　修正は［編集］メニューの［修正］を実行するかツールバーの［修正］アイコンをクリックして、保存は［ファイル］メニューの［保存］を実行するかツールバーの［保存］アイコンをクリックして行う。

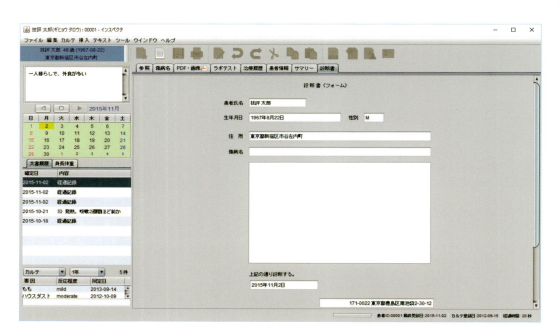

［シェーマボックス］画面

　［ツール］メニューの［シェーマボックス］を実行するか、［インスペクタ］画面のツールバーにある［シェーマボックス］アイコンをクリックすると表示される画面。カルテの所見欄に挿入するシェーマが初期状態で57種、［基本セット］タブに登録されている。

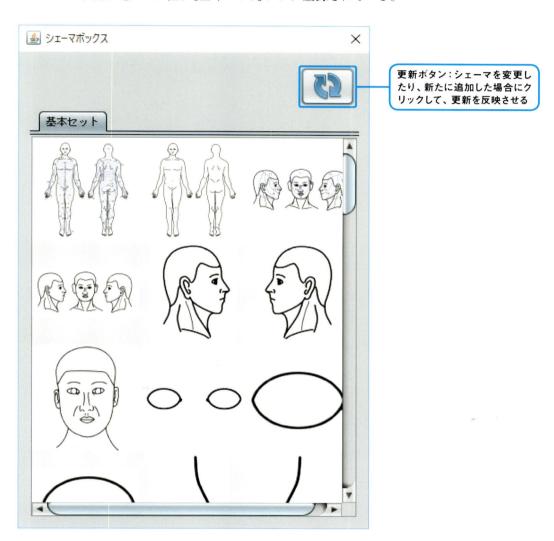

更新ボタン：シェーマを変更したり、新たに追加した場合にクリックして、更新を反映させる

　シェーマの使用方法は、［シェーマボックス］画面から適当なシェーマを［カルテ］画面の所見欄にドラッグ＆ドロップすると、［シェーマエディタ］画面が表示されるので、［シェーマエディタ］画面でシェーマにマーキングや説明を加えてから、［カルテ］画面の所見欄に挿入する。

[シェーマエディタ]と[ツール]パレット画面

　シェーマにテキストを記入したりマーキングなどを行う[シェーマエディタ]画面には「クール」と「シンプル」の2種類が用意されている。表示の切り替えは、[環境設定]ダイアログボックスの[カルテ]アイコンを選択して表示される[インスペクタ]タブで行う(変更を反映させるにはOpenDolphinをいったん終了させる必要がある)。

　ここでは「クール」設定時の[シェーマエディタ]と[ツール]パレット画面構成を説明する。

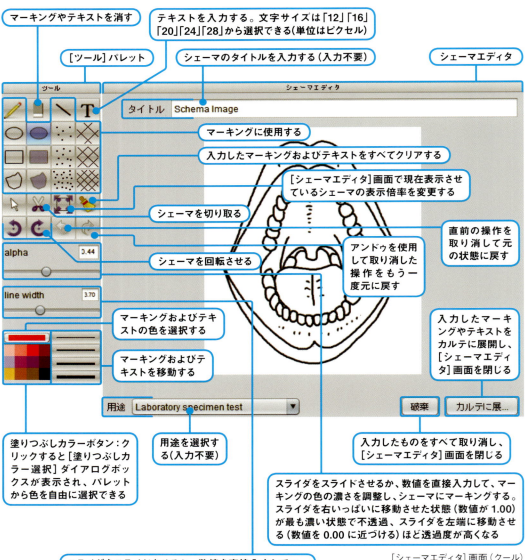

[シェーマエディタ]画面(クール)

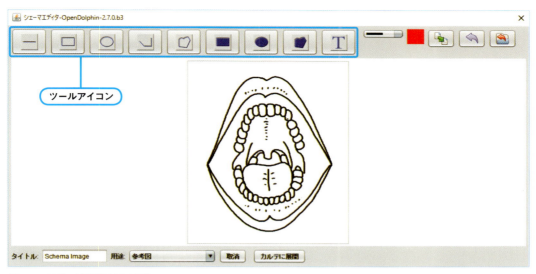

［シェーマエディタ］画面（シンプル）

［塗りつぶしカラー選択］ダイアログボックス

　［ツール］パレットの塗りつぶしカラーボタンをクリックすると表示されるダイアログボックス。色があらかじめプリセットされた［サンプル］タブのほか［HSV］［HSL］［RGB］［CMYK］タブではプレビューで色を確認しながら各種パラメータを調整し、自由に色を調合できる。選択・調合した色を塗りつぶしカラーボタンに設定するには［OK］ボタンを、リセットするには［リセット］ボタンを、ダイアログボックスを閉じるには［取消］ボタンをクリックする。

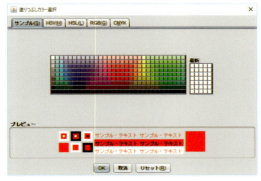

［サンプル］タブ。プリセットされたパレットから色を選択できる。選択した色は最新から35色まで記憶される

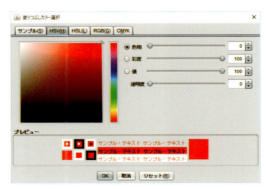

［HSV］タブ。パレットから任意の色をクリックして選択できるほか、色相、彩度、明度に直接数値を入力して色を調合する。透明度は透過の度合いを指定する

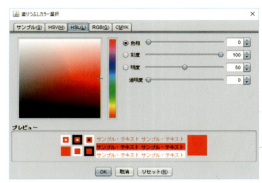

[HSL]タブ。パレットから任意の色をクリックして選択できるほか、色相、彩度、明度に直接数値を入力して色を調合する。透明度は透過の度合いを指定する

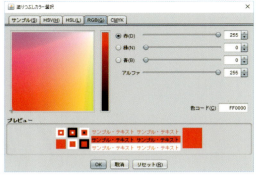

[RGB]タブ。パレットから任意の色をクリックして選択できるほか、赤(Red)、緑(Green)、青(Blue)に直接数値を入力して色を調合する。[色コード]入力ボックスに16進のカラーコードを直接入力することも可能。アルファは透明度のこと

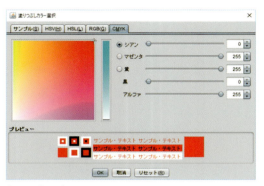

[CMYK]タブ。パレットから任意の色をクリックして選択できるほか、シアン(Cyan))、マゼンタ(Magenta)、黄(Yellow)、黒(Key Plate)に直接数値を入力して色を調合する。アルファは透明度のこと

[スタンプ箱]画面

　OpenDolphinの最も大きな特徴の一つがスタンプ機能だ。これは診療でよく使われる傷病名や処方、処置、検査名とその内容をあらかじめ登録しておき、カルテ作成時にこれらをスタンプのように貼り付けることで大幅な省力化を図れる。所見欄でよく使うフレーズも登録しておけるので、算定欄の作成だけでなく所見欄もより効率的に作成できるようになるだろう。

　初期状態ではスタンプには何も登録されていないので、診療科や診療内容に合わせてユーザーが充実させていく必要がある。このスタンプの充実いかんがOpenDolphinの使い勝手を大きく変えるだろう。

スタンプは個人用だけでなく院内のほかのユーザーに公開することも可能だ。スタンプ機能は、ツールバーの[テキストスタンプ][スタンプ]アイコンをクリックして表示されるプルダウンメニューを利用する方法、[カルテ]画面の所見欄や算定欄を右クリックして表示されるコンテキストメニューから入力する方法、キーワードを[カルテ]画面に直接入力してスタンプ内容を呼び出すコードヘルパーを使う方法、[スタンプ箱]と呼ばれるパレットからドラッグ&ドロップする方法が用意されている。ここでは[スタンプ箱]画面の画面構成を見ておこう。スタンプ登録方法や共有方法など詳しい解説はCHAPTER 05 −SECTION 04「スタンプを使いこなす」を参照してほしい。

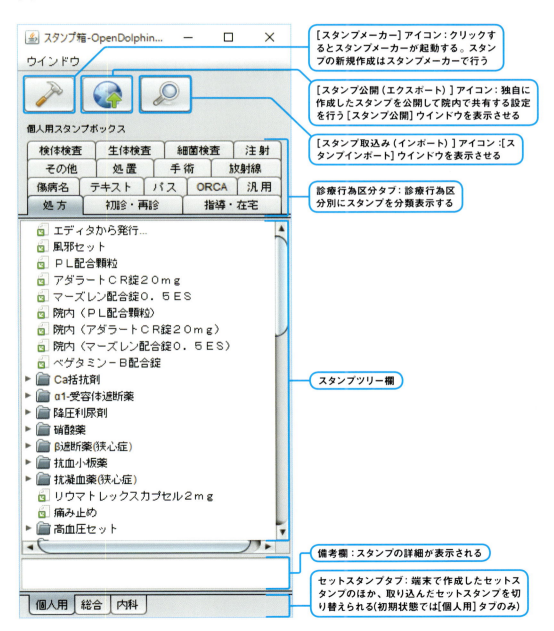

SECTION 02
OpenDolphinの環境設定

OpenDolphinの環境設定は[環境設定]ダイアログボックスで行う。
ここでは[環境設定]ダイアログボックスの各種設定項目とその内容について解説する。

｜[環境設定]ダイアログボックスの表示｜

[環境設定]ダイアログボックスは、ログイン画面の[設定]ボタンをクリックして表示させる。

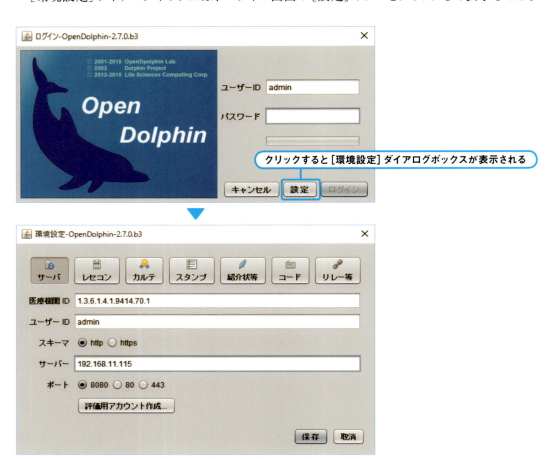

クリックすると[環境設定]ダイアログボックスが表示される

［サーバ］アイコン

　［環境設定］ダイアログボックスの［サーバ］アイコンを選択すると表示される設定画面。
　［環境設定］ダイアロボックスで行った設定変更を反映させるには［保存］ボタンを、変更を破棄して［環境設定］ダイアロボックスを閉じるには［取消］ボタンか閉じるボタンをクリックする。これはいずれのタブで行った設定変更についても同様である。

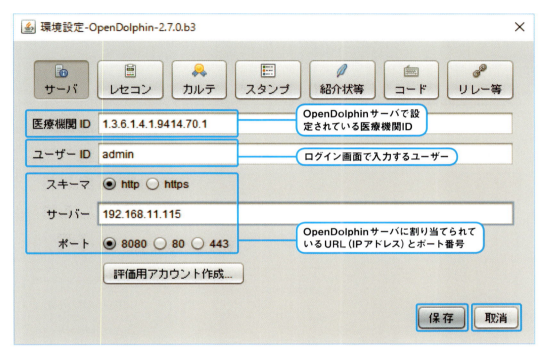

[レセコン]アイコン

［環境設定］ダイアログボックスの［レセコン］アイコンを選択すると表示される設定画面。ORCAへの請求データ送信やレセコン情報、受付情報受信の設定を行う。

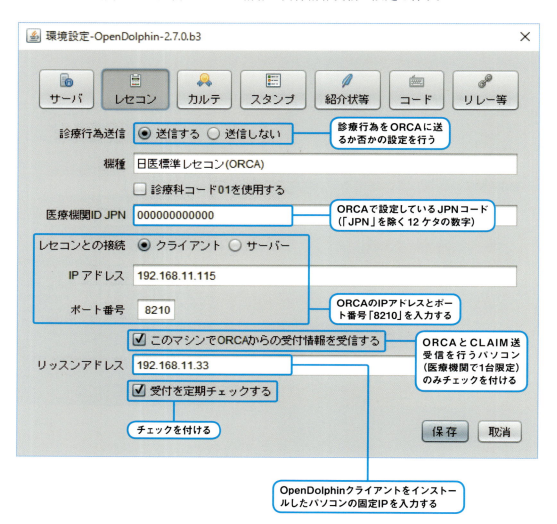

［カルテ］アイコン

　［環境設定］ダイアログボックスの［カルテ］アイコンを選択すると、［インスペクタ］［文書］［診療行為］［振る舞い等］タブが表示される。

［インスペクタ］タブ

　［インスペクタ］画面の画面配置設定を行う。

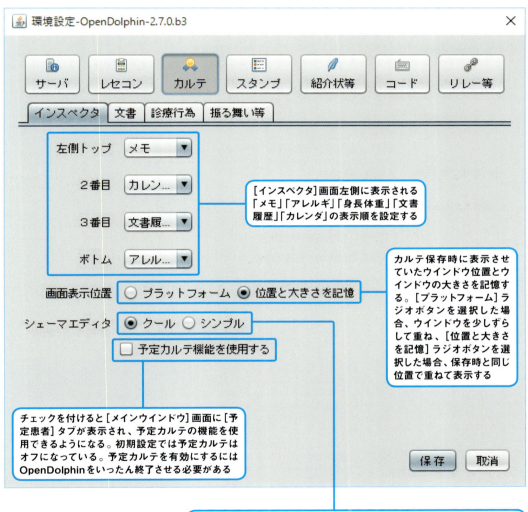

[文書] タブ

カルテ、傷病名の昇順・降順、表示件数等の設定を行う。

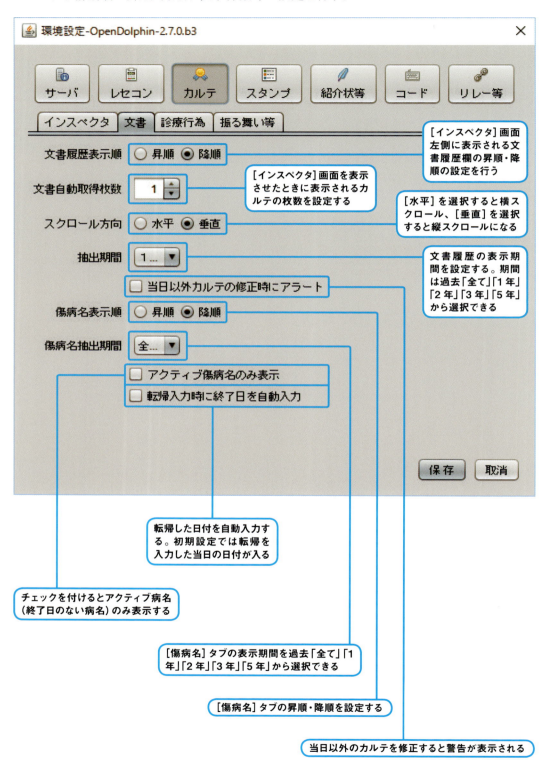

[診療行為] タブ

カルテ保存時のタイトル設定や診療行為送信の初期設定を行う。

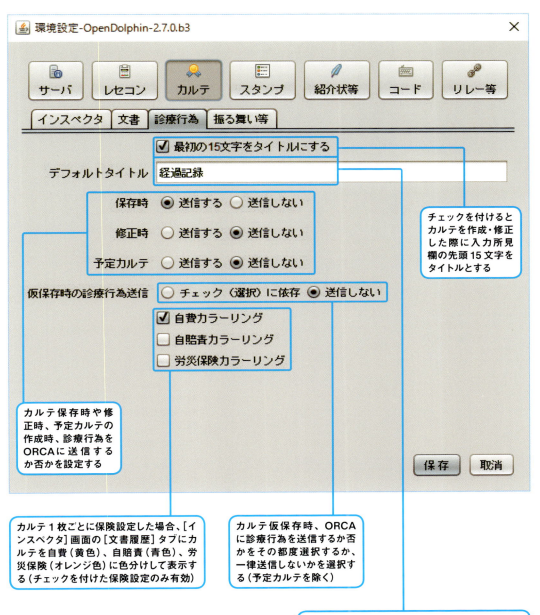

[振る舞い等] タブ

カルテの新規作成・保存時の各種設定を行う。

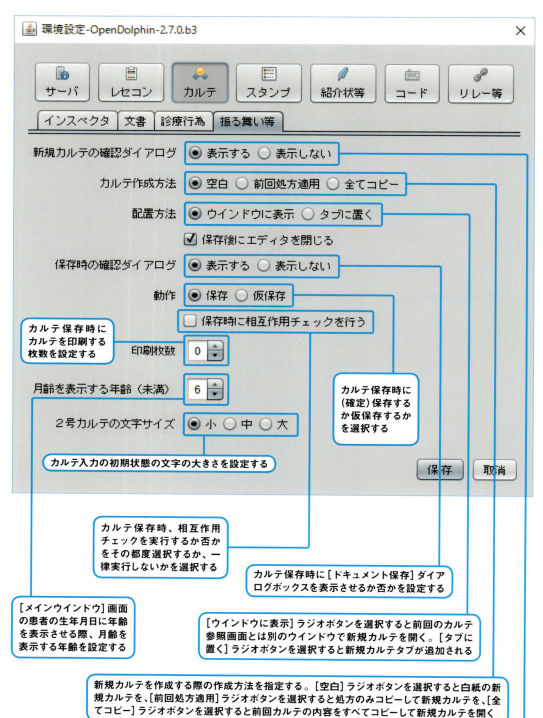

> **NOTE** **新規カルテ作成時、カルテ保存時の確認ダイアログボックスを表示させない**

[カルテ]アイコンの[振る舞い等]タブで[新規カルテのダイアログ]で[表示しない]ラジオボタンを選択すると、新規カルテ作成時に[新規カルテ]ダイアログボックスが表示されない。つまり、[新規カルテ]ダイアログボックスでカルテ作成方法をいちいち指定することなく、当初設定した新規カルテの作成方法を適用したい場合はこの設定を行う。

同様に「保存時の確認ダイアログ」で[表示しない]ラジオボタンを選択すると、カルテ保存時に[ドキュメント保存]ダイアログボックスが表示されない。

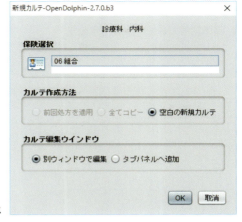

[新規カルテ]ダイアログボックス

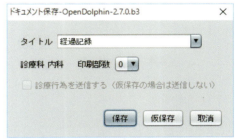

[ドキュメント保存]ダイアログボックス

［スタンプ］アイコン

スタンプ動作やスタンプエディタの初期数値量の設定、マスター検索の設定などを行う。

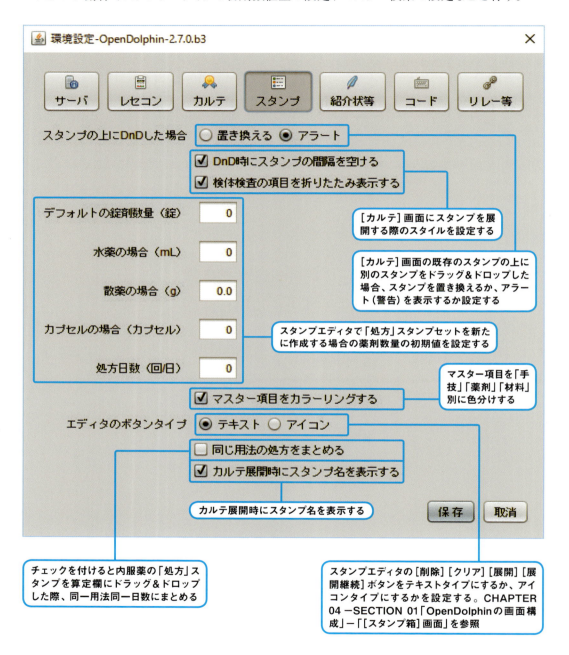

> **NOTE** **マスター項目の色分け**
>
> [マスター項目をカラーリングする]チェックボックスにチェックを付けると、スタンプエディタのマスター項目欄の「手技」を緑色、「薬剤」をオレンジ色、「材料」を青色に色分けして表示できる。なお、色付きで表示されるのは該当するマスターに限られ、白色のマスターは選択不可もしくはコメントマスターである。
>
>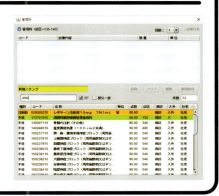

[DnD時にスタンプの間隔を空ける]チェックボックスにチェックが付いている場合(初期設定)の算定欄の表示は、図のようになる。

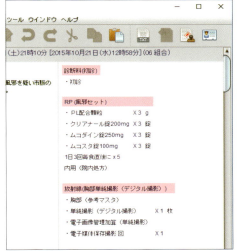

スタンプの間隔を空けた状態

一方、[DnD時にスタンプの間隔を空ける]チェックボックスのチェックを外すと、図のようになる。

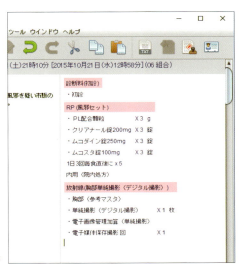

スタンプの間隔を空けない状態

［検体検査の項目を折りたたみ表示する］チェックボックスにチェックが付いている場合（初期設定）の算定欄の表示は、図のようになる。

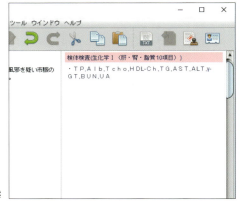

項目を折りたたんだ状態

一方、［検体検査の項目を折りたたみ表示する］チェックボックスのチェックを外すと、図のようになる。

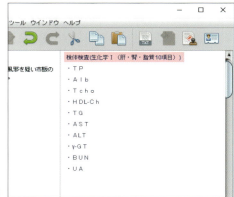

項目を折りたたまない状態

> **NOTE　既存スタンプに別のスタンプをドラッグ&ドロップした場合**
>
> ［環境設定］ダイアログボックスの［スタンプ］アイコンで「スタンプの上にDnDした場合」で［アラート］ラジオボタンを選択した場合、［スタンプDrag and Drop］ダイアログボックスが表示され、置き換えるか否かその都度確認される。
>
>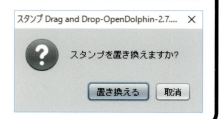

［紹介状等］アイコン

　診療情報提供書などの文書を作成する際の書式やフォントサイズ、PDFやOpenDocument形式（*.odt）ファイルの出力先などを設定する画面。

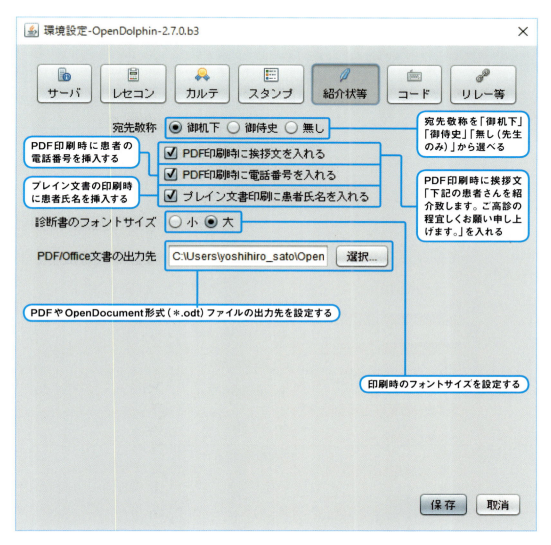

［コード］アイコン

［カルテ］画面の所見欄や算定欄に特定のキーワードを入力することでスタンプの内容を直接呼び出せるコードヘルパー機能の設定を行う画面。なお、コードヘルパー機能を使用するには、［スタンプ箱］画面にスタンプが登録されている必要がある。

所見欄や算定欄にキーワードを半角で入力した後、ポップアップメニューを表示させるためのキー設定。［コントロール］ラジオボタンを選択すると、Windowsでは［Ctrl］＋スペースキーを、Macでは［ctrl］＋［return］キーを押すことでスタンプの内容をポップアップメニューとして呼び出せる。［メタ］ラジオボタンはMac限定で［command］キーを修飾キーとして設定できる

項目	値	項目	値
テキスト	tx	パス	pat
汎用	gen	その他	oth
処置	tr	手術	sur
放射線	rad	検体検査	lab
生体検査	phy	細菌検査	bac
注射	inj	処方	rp
診断料	base	指導・在宅	ins
オルカ	orca		

コードヘルパー機能で使用するキーワードを設定する

［リレー等］アイコン

MMLやPDFファイルの出力、受付リレー、Dolphinサーバの設定を行う。

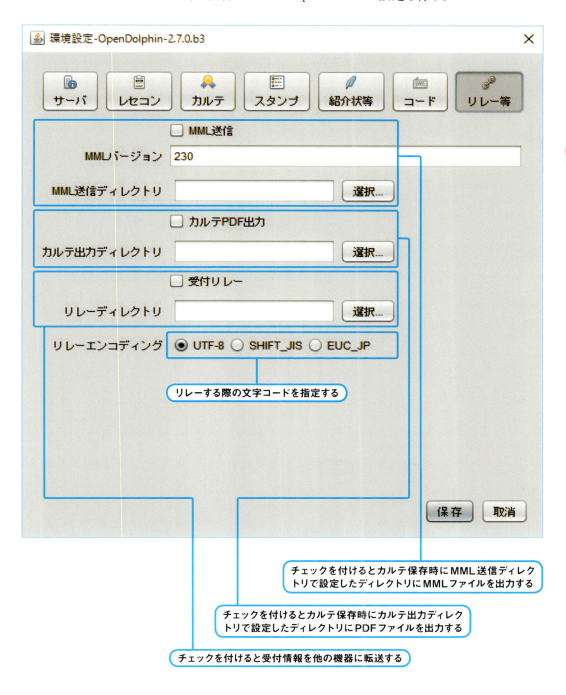

SECTION 03
ユーザー登録と施設情報の設定

OpenDolphinを使用するユーザーの追加、ユーザー情報や医療施設情報の設定方法、
それらの変更の仕方を説明する。

ユーザー管理

　医療機関で医師や看護師、スタッフなど、複数のユーザーがOpenDolphinを利用するには、利用ユーザーごとにユーザーIDを設定し、ログイン時には各個人独自に設定されたユーザーIDを入力してログインできるようにする。

　これらユーザー管理を行うには、医療機関管理者のユーザーIDとパスワードでOpenDolphinにログインしている必要がある。OpenDolphinの初期設定では、医療機関管理者のユーザーIDは「admin」、パスワードは「admin」となっている。

　ユーザー管理は[ユーザー管理]ダイアログボックスで行う。[メインウインドウ]画面の[ツール]メニューにある[院内ユーザ登録]を実行して表示させる([インスペクタ]画面からでも実行できる)。

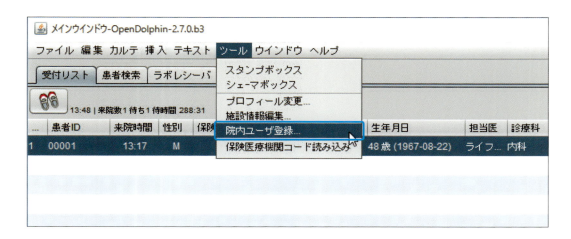

院内ユーザーの登録

　[ユーザー管理] ダイアログボックスの [院内ユーザ管理] タブで新規に登録するユーザー情報を入力する。

　ユーザーIDは半角英数字と記号（＿＋－．＄＆＠）で4字以上、パスワードは半角英数字と記号（＿＋－．＄＆＠）で6字以上必須だ。

　医療資格はプルダウンメニューから該当する資格を選択する。このとき、「医師」以外を選択して登録してしまうと、後から資格を「医師」に変更できないので注意する（その場合はユーザーIDをいったん削除したうえで異なるユーザーIDで登録し直す必要がある）。カルテを作成できるのは「医師」のみで、その他の資格者は参照のみ可能である。

　情報を入力したら、[追加] ボタンをクリックする。

　ユーザーIDとパスワードを忘れてしまうとログインできなくなるので注意を要する。その場合は、改めてユーザー登録を行う必要がある。一度作成したユーザー情報を変更する場合は、変更したいユーザーIDとパスワードでログインし、[プロフィール変更] ダイアログボックスで変更する（後述）。

医療資格		
医師	歯科医師	看護師
准看護師	臨床検査技師	レントゲン技師
薬剤師	理学療法士	作業療法士
精神保健福祉士	臨床心理技術者	栄養士
歯科衛生士	歯科技工士	臨床工学士
介護支援専門員	その他の医療従事者	鍼灸師
患者及びその代理人	その他の介護従事者	

診療科		
内科	精神科	神経科
神経内科	呼吸器科	消化器科
胃腸科	循環器科	小児科
外科	整形外科	形成外科
美容外科	脳神経外科	呼吸器外科
心臓血管外科	小児外科	皮膚ひ尿器科
皮膚科	ひ尿器科	性病科
こう門科	産婦人科	産科
婦人科	眼科	耳鼻いんこう科
気管食道科	理学診療科	放射線科
麻酔科	人工透析科	診療内科
アレルギー	リウマチ	リハビリ
鍼灸		

ユーザーリストの確認と削除

　登録されたユーザーリストは、[ユーザー管理] ダイアログボックスの [ユーザリスト] タブで確認できる。

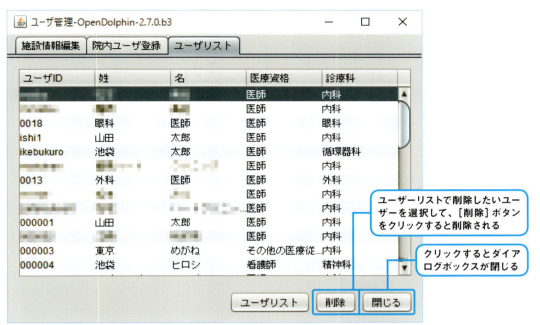

　ユーザー情報を変更する場合は、変更したいユーザーIDとログインでログインし、[プロフィール変更]ダイアログボックスで変更する(後述)。

施設情報の登録と変更

　施設情報の登録や変更は、[ユーザー管理]ダイアログボックスの[施設情報編集]タブで行う。ここで設定した施設情報は施設情報提供書などの文書に反映される。

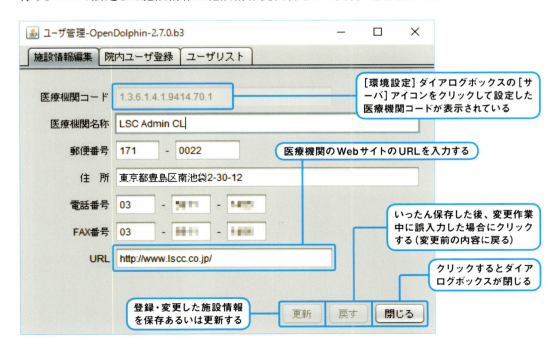

プロフィールを変更する

　ユーザー情報の変更は、[メインウインドウ]画面の[ツール]メニューにある[プロフィール変更]を実行して表示される[プロフィール変更]ダイアログボックスで行う([インスペクタ]画面からでも実行できる)。

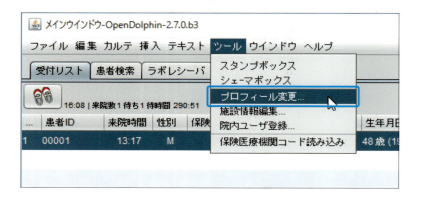

　なお、プロフィールはユーザー自身でしか変更できない。自分のユーザーIDとパスワードOpenDolphinにログインし、[プロフィール変更]ダイアログボックスを表示させる必要がある。
　[プロフィール変更]ダイアログボックスで、変更したいプロフィールを変更し、[変更]ボタンをクリックして変更を実行した後、[閉じる]ボタンをクリックすればプロフィールの変更は完了だ。

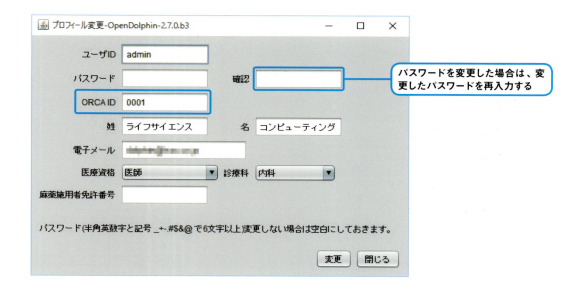

ただし、ユーザーIDを変更する場合、新たに設定するユーザーIDは未使用のものに限り、過去に削除したものと同じIDは使用できない（他のユーザーが削除したユーザーIDも含む）。

医療資格の変更では、「医師」以外で登録した後に「医師」に変更することはできない。その場合は、［ユーザー管理］ダイアログボックスでユーザー削除した後、新たなユーザーとして登録し直す必要がある（その場合、ユーザーIDは未使用のものに限り、過去に削除したものと同じIDは使用不可）。「医師」以外はカルテの閲覧のみが可能で入力することはできない。

「ORCA ID」は複数の医師が診療する場合に使用するもので、ORCAの［システム管理情報-職員情報設定］の職員コード（4ケタの数字）を入力する。

ORCAの［システム管理情報-職員情報設定］ダイアログボックス

SECTION 04
ショートカットキー一覧

本書の解説では特に触れていないが、
OpenDolphinにもキーボードの複数のキーを同時に押すことで
コマンドを実行できるショートカットキーがある（ショートカットキーはメニューにも併記されている）。
頻繁に行う操作のショートカットキーは覚えておくと便利だ。

いずれのショートカットキーも、Windowsの場合は［Ctrl］キー、Macの場合は［command］キーと同時に押して実行する。たとえば患者カルテを新規に作成するには、Windowsでは［Ctrl］＋［N］キーを、Macでは［command］＋［N］キーを同時に押す。［ファイル］メニューの［新規カルテ］を実行したり、［新規カルテ］アイコンをクリックすることなく、素早くコマンドを実行できる。

キー（カッコ内はMacの場合）	動作
［Ctrl］（［command］）＋［N］	新規カルテを作成する
［Ctrl］（［command］）＋［O］	受付リスト欄、患者検索欄で選択した患者のカルテを開く
［Ctrl］（［command］）＋［W］	カルテ／文書を閉じる
［Ctrl］（［command］）＋［S］	カルテ／文書を保存する
［Ctrl］（［command］）＋［P］	カルテ／文書を印刷する
［Ctrl］（［command］）＋［M］	カルテ／文書を修正する
［Ctrl］（［command］）＋［Z］	元に戻す、操作をやり直す（Undo）
［Ctrl］（［command］）＋［Shift］（［shift］）＋［Z］	再実行、操作を再実行する（Redo）
［Ctrl］（［command］）＋［X］	カット
［Ctrl］（［command］）＋［C］	コピー
［Ctrl］（［command］）＋［V］	ペースト
［Ctrl］（［command］）＋［R］	処方日数の一括変更
［Ctrl］（［command］）＋［L］	CLAIM（診療行為）送信
［Ctrl］（［command］）＋［I］	相互作用チェック
［Ctrl］（［command］）＋［E］	［環境設定］ダイアログボックスを開く
［Ctrl］（［command］）＋［B］	［カルテ］画面で選択したテキストをボールドにする
［Ctrl］（［command］）＋［I］	［カルテ］画面で選択したテキストをイタリックにする
［Ctrl］（［command］）＋［U］	［カルテ］画面で選択したテキストにアンダーラインを引く

CHAPTER

5

OpenDolphin 操作マニュアル

カルテの作成や修正はもとより、
OpenDolphin最大の特徴であり、
使いこなすことでカルテをより効率的かつスピーディに
作成できるようになるスタンプ機能の基本から応用まで
ユーザーの要望に応えて機能を充実させてきたOpenDolphinの主要機能を網羅する。
OpenDolphinクライアントの
起動・終了方法は本章SECTION 01を参照してほしい。

SECTION 01
OpenDolphinを起動・終了する

ネットワーク上の各パソコンにインストールされた
OpenDolphinクライアントの起動方法と、カルテの終了方法をまとめておく。
画面はWindowのものだが、Macでも手順は同様だ。

初めてOpenDolphinを起動する

　OpenDolphinのクライアントをインストールしたパソコンのデスクトップにはOpenDolphinのショートカットアイコンが作成されているので、このアイコンをダブルクリックすると、[ログイン]画面が表示される。

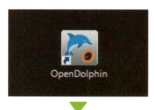

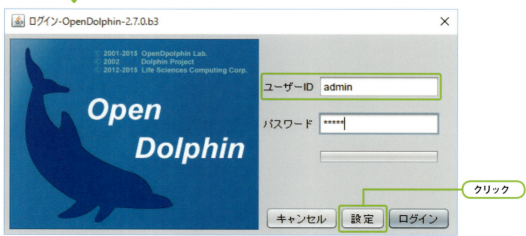

　「ユーザーID」を入力し、[設定]ボタンをクリックすると、[環境設定]ダイアログボックスが表示される。

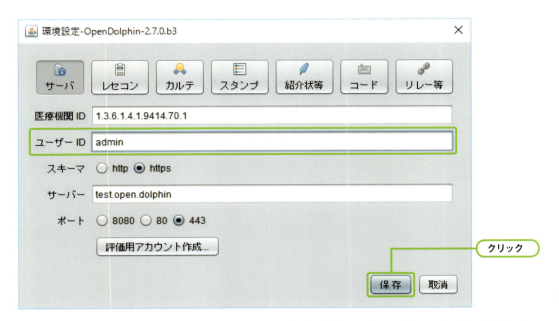

「医療機関ID」「サーバー」が入力されていることを確認し、「ユーザーID」テキストボックスに［ログイン］画面で入力したものと同様のユーザーIDを入力、［保存］ボタンをクリックする（その他の各種設定についてはCHAPTER 04 −SECTION 02「OpenDolphinの環境設定」を参照してほしい）。ここで入力するユーザーIDとパスワードは、CHAPTER 04 −SECTION 03「ユーザー登録と施設情報の設定」で登録されたユーザーのものである必要がある。

再度、［ログイン］画面がアクティブになるので、パスワードを入力して［保存］ボタンをクリックすると、OpenDolphinが起動する。

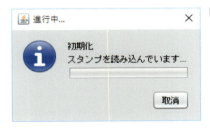

［進行中］ダイアログボックスに続き、［メインウインドウ］画面が表示される

2回目以降のOpenDolphinの起動方法

同じユーザーIDで2回目以降にOpenDolphinを起動するには、［ログイン］画面でユーザーIDとパスワードを入力、［ログイン］ボタンをクリックしてOpenDolphinを起動すればよい。

ほかのユーザーIDでログインする場合は、いったんOpenDolphinを終了、再度起動させた後、初めてOpenDolphinを起動するのと同様の操作を行う必要がある。

OpenDolphinを終了させる

OpenDolphinを終了させる方法は3種類ある。

● [メインウインドウ] 画面の閉じるボタンをクリックする

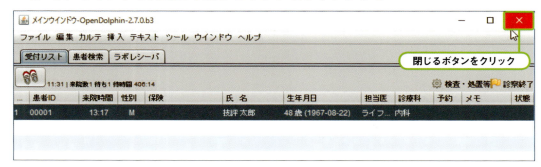

● [メインウインドウ] 画面の [ファイル]−[終了] を実行する

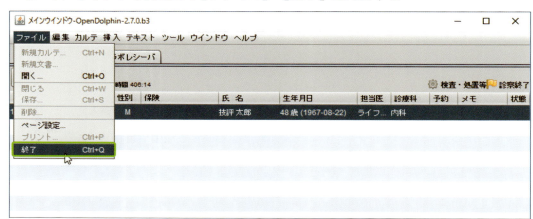

● [インスペクタ] 画面の [ファイル]−[終了] を実行する

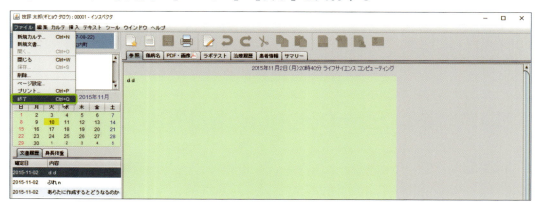

なお、[インスペクタ] 画面の閉じるボタンをクリックしてもOpenDolphinは終了せず、[インスペクタ] 画面が閉じて [メインウインドウ] 画面に戻るだけである。

SECTION 02

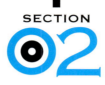

カルテを閲覧・作成・修正する

日常の臨床行為の中で最も頻繁に行う操作であるカルテの閲覧、
新規カルテの作成、既存のカルテの修正方法とカルテの終了方法について解説する。
ORCAでの患者受付と送信はCHAPTER 03 −SECTION 02
「ORCAでの患者受付とOpenDolphin・ORCA間の送受信」を参照してほしい。

カルテを閲覧する

　ORCAからOpenDolphinへ送信された受付患者を[メインウインドウ]画面の[受付リスト]タブでリスト表示させた状態でカルテを開く操作を行う。

　患者リストからカルテを開く操作は3種類ある。いずれも目的の患者を選択した状態で、

● [ファイル]メニューの[開く]を実行する

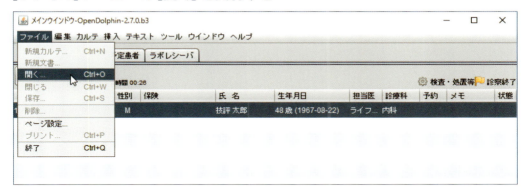

● ダブルクリックする

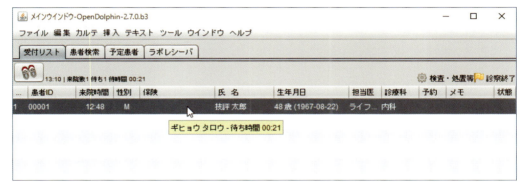

● 右クリックして表示されるコンテキストメニューで［カルテを開く］を選択する

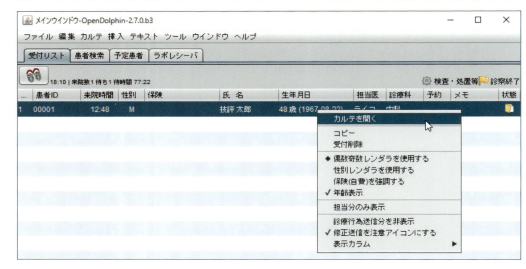

　［インスペクタ］画面が表示され、［参照］タブでカルテを閲覧できる。すでに作成したカルテを切り替えて見るには、画面左側の文書履歴欄の［文書履歴］タブで行う。詳細はCHAPTER 04 −SECTION 01「OpenDolphinの画面構成」−「［インスペクタ］画面」を参照してほしい。

　［インスペクタ］画面では閲覧は可能だが、新規作成したり、直接修正することはできない。これらを行うには［新規カルテ］［修正］操作が必要だ。

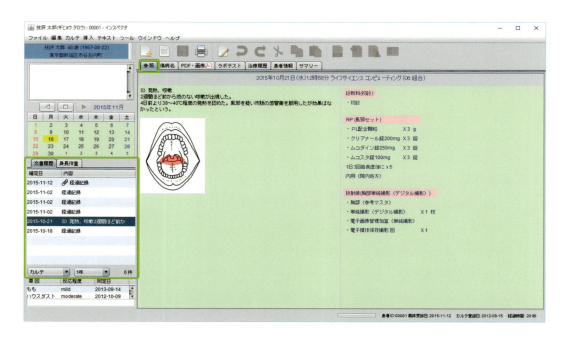

患者リスト欄の状態項目に アイコンが表示されている患者は、ネットワーク上のほかのOpenDolphinで同患者のカルテがすでに開かれていることを示す。この患者のカルテを開く操作をすると、次のダイアログボックスが表示される。

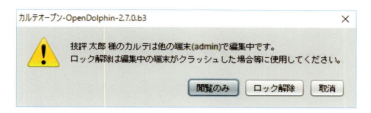

[閲覧のみ]	カルテの書き込みを行わず、閲覧のみでカルテを開く
[ロック解除]	排他制御確認を無視し、編集可能な状態でカルテを開く（非推奨）。誤保存や誤送信などを防ぐため、端末・システム停止時等の対応のみ使用する
[取消]	カルテオープンを取りやめる

OpenDolphinでは、排他確認で[ロック解除]を選ぶなど排他を無視した際、他端末で同時に同一の患者カルテを開くことができ、保存もできてしまう。ORCAへ診療行為を送信した場合、後から送信した診療情報が、それ以前に保存したカルテを上書きしてしまうので、注意が必要である。

カルテを新規作成する

カルテを新規作成するには、前項で表示させた[インスペクタ]画面に続けて操作を行う。

[ファイル]メニューの[新規カルテ]を実行するか、ツールバーの[新規カルテ]アイコンをクリックする。

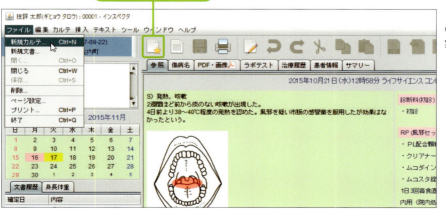

[ファイル]メニューの[新規カルテ]を実行する

[新規カルテ]ダイアログボックスが表示される。新規患者ではカルテ作成方法の選択はできず、白紙の状態でカルテを開く。「カルテ編集ウインドウ」欄では、[別ウインドウで編集]ラジオボタンを選択すると独立したウインドウでカルテを開き、[タブパネル]ラジオボタンを選択すると[インスペクタ]画面にタブを追加してカルテを開く。前者では既存のカルテを参照しながらカルテ記入するのに向き、後者ではノートパソコンなど画面サイズに制約がある場合に便利だ（この設定項目は[環境設定]ダイアログボックスの[振る舞い等]タブでの設定が優先する）。

これらの設定を行った後、[OK]ボタンをクリックすると新規カルテが表示される。

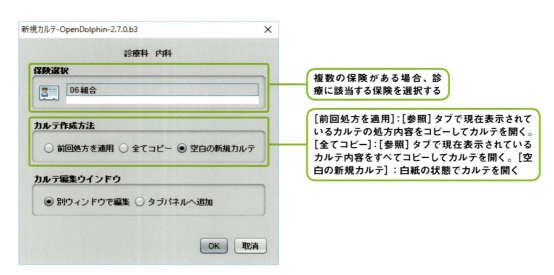

別ウインドウで新規カルテが開いた。この新規カルテに対して所見欄、算定欄にテキストやスタンプを入力していくことになる。

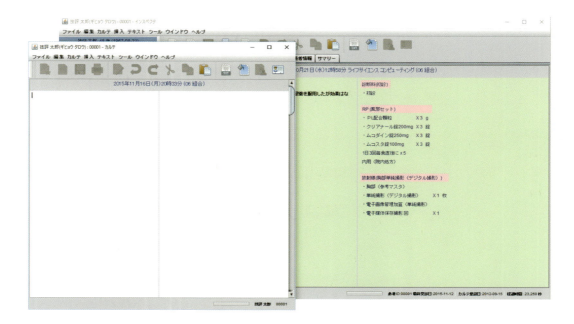

所見欄に診療記録を入力する

　ここからカルテに診療記録を入力していくことになるが、所見欄、算定欄それぞれで入力スタイルは異なる。そこで、それらに対して個別に解説していこう。

　所見欄への診療記録の入力は、所見欄をクリックしてキーボードから自由に文字を入力する方法と、あらかじめ［スタンプ箱］に登録されたスタンプという定型文を用いる方法とがある。診療記録で用いる語句は定型文も多いものだ。登録する手間はあるもののスタンプを活用することで、入力する手間は劇的に低減でき、その分、問診や診察により時間を割くことができる。

所見欄をクリックしてキーボードから文字入力

　所見欄カルテ入力の最もオーソドックスな方法だ。

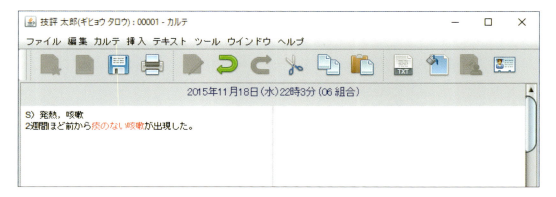

スタンプ利用① ツールバーの［テキストスタンプ］アイコンからスタンプ入力

　スタンプを利用した3種類の入力方法のひとつである。所見欄をクリックし、ツールバーの［テキストスタンプ］アイコンをクリックして表示されるプルダウンメニューから目的の語句を選択すると文字入力できる。この場合、プルダウンメニューから選択できる語句は、［スタンプ箱］で現在選択されているスタンプセットタブの［テキスト］タブに登録されている語句に限られる。

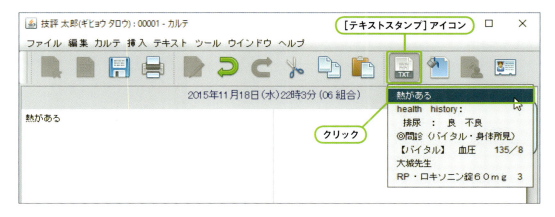

スタンプ利用② ポップアップメニューからスタンプ入力

　所見欄を右クリックして表示されるコンテキストメニューから目的の語句を選択すると文字入力できる。この場合、プルダウンメニューから選択できる語句は、[スタンプ箱]で現在選択されているスタンプセットタブの[テキスト]タブに登録されている語句に限られる。

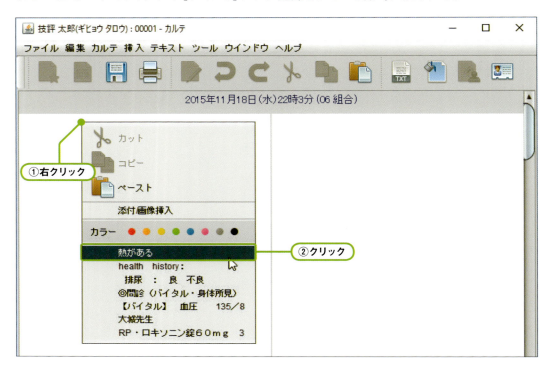

スタンプ利用③ [スタンプ箱]からスタンプ入力

　[スタンプ箱]画面の[テキスト]タブから目的の語句を所見欄にドラッグ&ドロップすると文字入力できる。

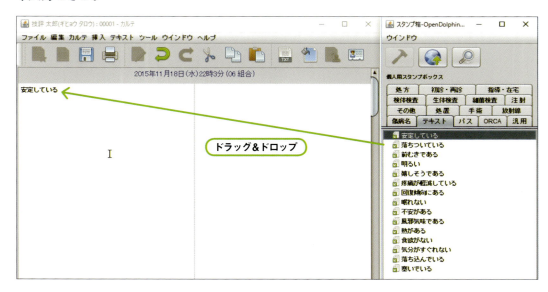

スタンプ利用④ ［スタンプ箱］のスタンプをコピー＆ペースト

　［スタンプ箱］の［テキスト］タブに登録されているスタンプを選択した状態で右クリックして表示されるコンテキストメニューから［コピー］を選択、所見欄でペーストする。この方法は［個人用］タブのスタンプのみ有効である。

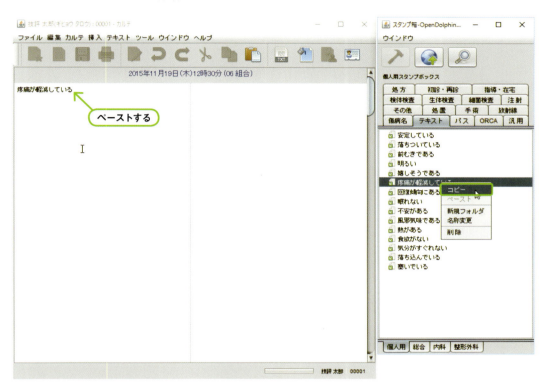

スタンプ利用⑤ コードヘルパー機能を利用してスタンプ入力

　［環境設定］ダイアログボックスの［コード］アイコンで設定したスタンプのキーワードを使用して、［カルテ］画面に［スタンプ箱］の「テキスト」スタンプの内容を直接呼び出せる。設定内容についてはCHAPTER 04 –SECTION 02「OpenDolphinの環境設定」–「［コード］アイコン」を参照してほしい。

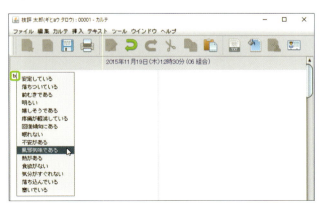

所見欄に「テキスト」のキーワード「tx」を半角英数字で入力し、［Ctrl］＋スペースキー（Macでは［ctrl］＋［return］キー）（［環境設定］ダイアログボックスの［コード］アイコンで「修飾キー」に［コントロール］を選択した場合）を押すと、「テキスト」スタンプメニューが表示されるので、目的の語句を選択して所見欄に入力する

入力した文字を編集する

　入力した文字はカット、コピー、ペーストによる編集が行える。対象となるテキストを選択した状態で右クリックすると表示されるコンテキストメニューで［カット］［コピー］［ペースト］を選択する、［編集］メニューの［カット］［コピー］［ペースト］、ツールバーの［カット］［コピー］［ペースト］アイコンをクリックするなどする。［Delete］や［Backspace］キーによる削除も可能だ。

　文字装飾機能も搭載されており、コンテキストメニューで文字色を指定できるほか、［テキスト］メニューには文字大きさを「大きく」「小さく」「標準サイズ」から選べる［サイズ］、「ボールド」「イタリック」「アンダーライン」を選べる［スタイル］、「左揃え」「中央揃え」「右揃え」を選べる［行揃え］、［カラー］がそろっている。

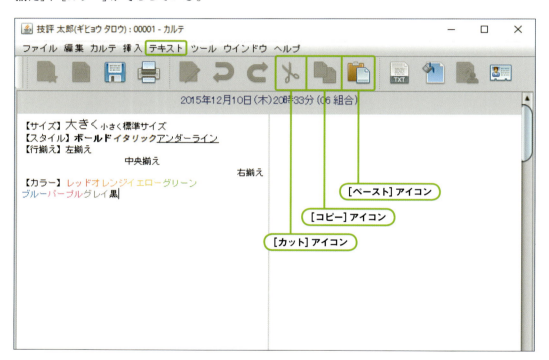

算定欄に診療行為を入力する

算定欄への診療行為入力は、スタンプ入力が主となる。

スタンプ利用① コンテキストメニューからスタンプ入力

算定欄を右クリックして表示されるコンテキストメニューから診療行為を選択する。この場合、プルダウンメニューから選択できる診療行為は、［スタンプ箱］で現在選択されているスタンプセットタブに登録されている診療行為に限られる。

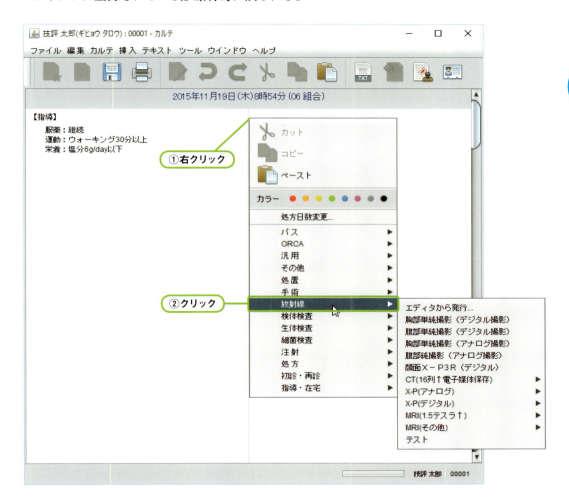

スタンプ利用② ［スタンプ箱］からスタンプ入力

［スタンプ箱］画面の診療行為区分タブから目的の診療行為を算定欄にドラッグ＆ドロップするとスタンプ入力できる。

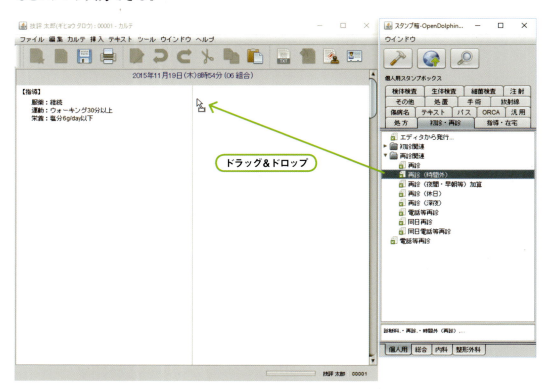

スタンプ利用③ ［スタンプ箱］のスタンプをコピー＆ペースト

［スタンプ箱］に登録されているスタンプを選択した状態で右クリックして表示されるコンテキストメニューから［コピー］を選択、算定欄でペーストする。この方法は［個人用］タブのスタンプのみ有効である。

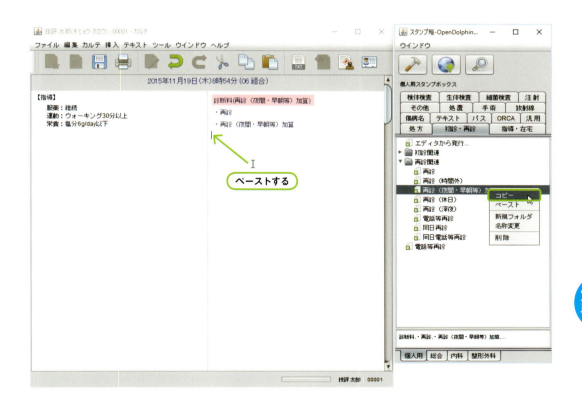

スタンプ利用④　コードヘルパー機能を利用してスタンプ入力

　［環境設定］ダイアログボックスの［コード］アイコンで設定したスタンプのキーワードを使用して、［カルテ］画面に［スタンプ箱］の診療行為を直接呼び出せる。設定内容についてはCHAPTER 04 −SECTION 02「OpenDolphinの環境設定」−「［コード］アイコン」を参照してほしい。

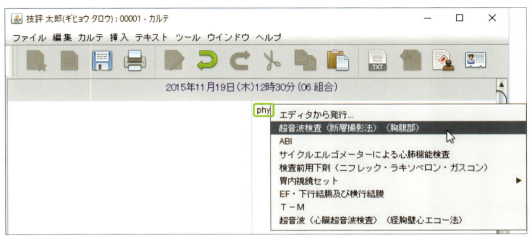

算定欄に「生体検査」のキーワード「phy」を半角英数字で入力し、［Ctrl］＋スペースキー（Macでは［ctrl］＋［return］キー）（［環境設定］ダイアログボックスの［コード］アイコンで「修飾キー」に［コントロール］を選択した場合）を押すと、「生体検査」スタンプメニューが表示されるので、目的の検査を選択して算定欄に入力する

スタンプを置き換える

算定欄にすでに入力してある診療行為に重ねる形で、［スタンプ箱］のスタンプをドラッグ＆ドロップすると、スタンプを置き換えられる。

［スタンプ箱］に登録されていないスタンプを上書きすると、スタンプが消失してしまうので留意すること。

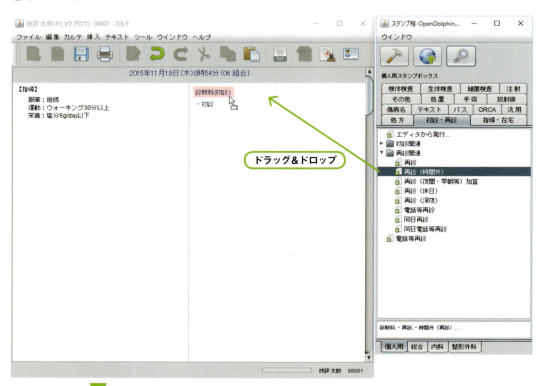

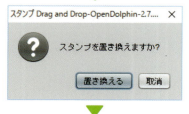

［スタンプDrag and Drop］ダイアログボックスが表示されるので［置き換える］ボタンをクリック。このダイアログボックスの表示・非表示の設定はCHAPTER 04 － SECTION 02「OpenDolphinの環境設定」－「［スタンプ］アイコン」で説明している

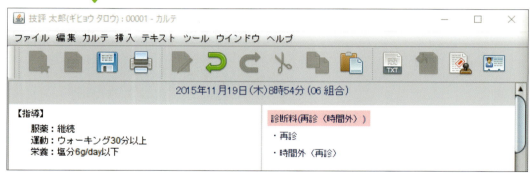

スタンプが置き換えられた

カルテを修正する

既存のカルテを修正するには、[インスペクタ]画面左側の文書履歴欄の[文書履歴]タブで修正したいカルテを選択し、[編集]メニューの[修正]を実行するか、ツールバーの[修正]アイコンを選択して表示される[カルテ]画面で行う。

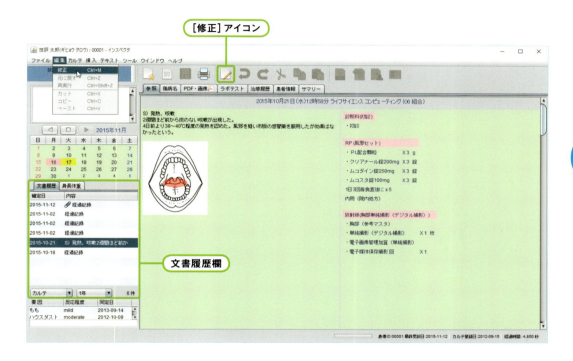

[環境設定]ダイアログボックスの[カルテ]アイコンにある[文書]タブで[当日以外カルテの修正時にアラート]にチェックを付けている場合、本日以外のカルテを修正しようとすると、メッセージが表示される（過去の仮保存カルテを修正するときも同様）。

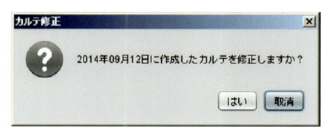

修正中のカルテを保存せず、別のカルテに対しても修正をしようとするとメッセージが表示される。

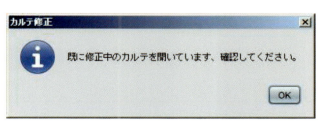

カルテを保存する

　カルテを保存するには、［ファイル］メニューの［保存］を実行するか、ツールバーの［保存］アイコンをクリックする。

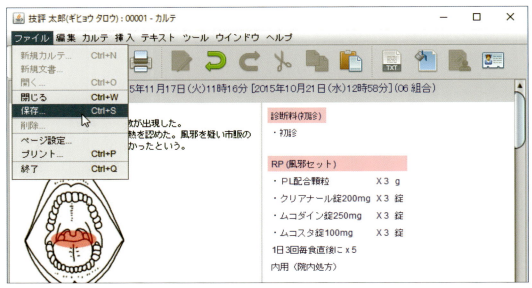

［ファイル］メニューの［保存］を実行する

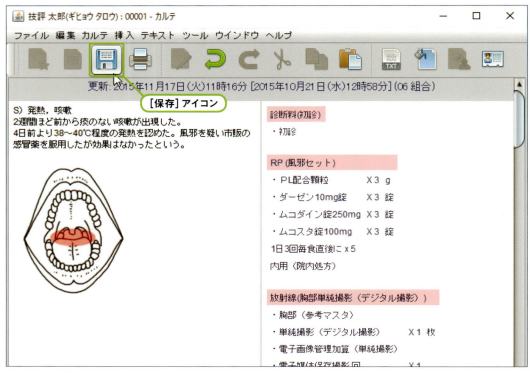

ツールバーの［保存］アイコンをクリックする

［ドキュメント保存］ダイアログボックスが表示される。［保存］ボタンか［仮保存］ボタンをクリックすると保存される。

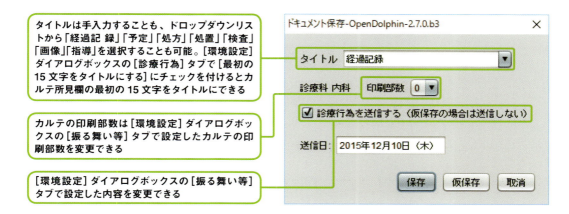

タイトルは手入力することも、ドロップダウンリストから「経過記録」「予定」「処方」「処置」「検査」「画像」「指導」を選択することも可能。［環境設定］ダイアログボックスの［診療行為］タブで［最初の15文字をタイトルにする］にチェックを付けるとカルテ所見欄の最初の15文字をタイトルにできる

カルテの印刷部数は［環境設定］ダイアログボックスの［振る舞い等］タブで設定したカルテの印刷部数を変更できる

［環境設定］ダイアログボックスの［振る舞い等］タブで設定した内容を変更できる

カルテのタイトルを変更する

　命名したカルテのタイトルは［インスペクタ］画面左側の文書履歴欄で変更できる。タイトルを変更したいカルテの内容項目部分をダブルクリックすると編集可能になるので、タイトルを新たに入力する。

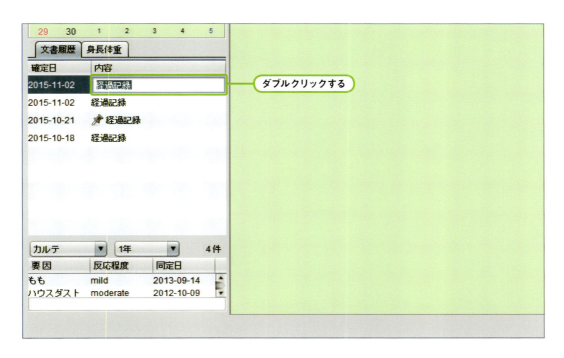

NOTE | 仮保存状態のカルテ表示

仮保存状態のカルテは、[インスペクタ]画面の[参照]タブで「仮保存中」と表示される（文書履歴欄のタイトル部分にもピンアイコンが表示される）。

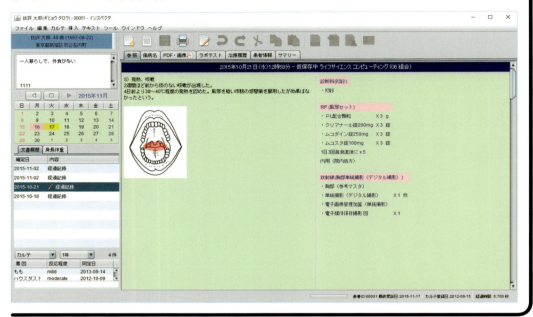

カルテを削除する

　カルテの削除は、[インスペクタ]画面左側の文書履歴欄で削除したいカルテを選択した状態で、[ファイル]メニューの[削除]を実行する。複数のカルテを選択した状態では削除できないので、1つずつ選択して削除する。いったん削除したカルテは復元できないので、注意してほしい。

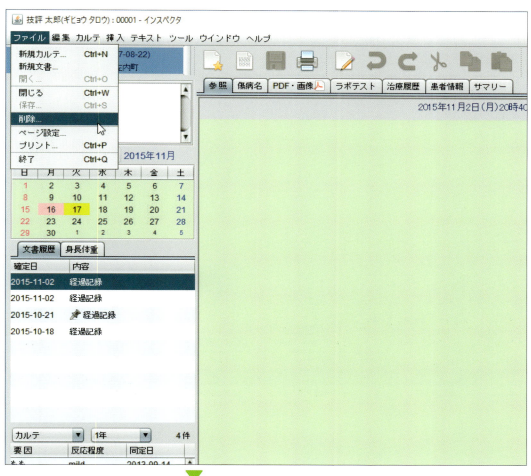

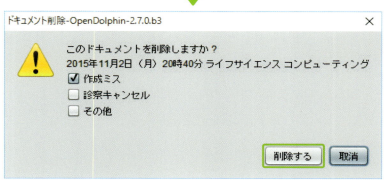

[ドキュメント削除]ダイアログボックスが表示されるので、削除理由にチェックを付けて[削除する]ボタンをクリックする

SECTION 03 予定患者を登録する

OpenDolphinでは、ORCAが未来の日付で受け付けた患者のカルテを作成できる。
在宅医療で訪問予定の患者のカルテをあらかじめ作成しておく場合などに便利だ。

予定カルテ機能を有効にする

　OpenDolphinでは、ORCAが未来の日付で受け付けた患者のカルテを作成できる。この予定カルテ機能を有効にするには、［環境設定］ダイアログボックスの［カルテ］アイコンにある［インスペクタ］タブで［予定カルテ機能を使用する］にチェックを付けた後、OpenDolphinをいったん終了させ、再度起動する必要がある（詳細はCHAPTER 04 – SECTION 02「OpenDolphinの環境設定」–「［カルテ］アイコン」を参照）。

　予定カルテ機能を有効にすると、［メインウインドウ］画面に［予定患者］タブが表示される。

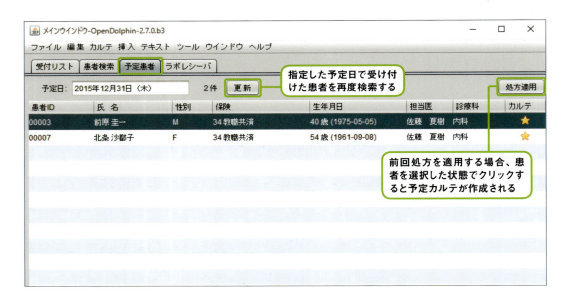

　予定患者のカルテを作成するには、ORCA側で未来の日付で患者受付を行った後、この［予定患者］タブの「予定日」テキストボックスで受付予定日を指定し、［更新］ボタンをクリックして患者リストを読み込む。通常の患者受付のように［受付リスト］や［患者検索］タブからカルテを開くとカルテ確定日が本日の日付になってしまうので注意が必要だ。

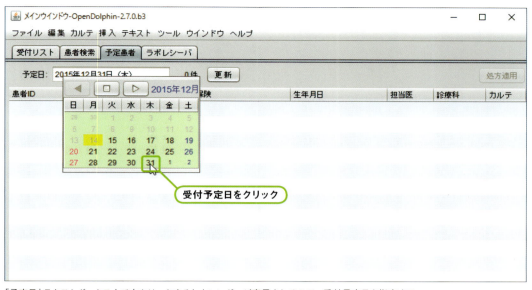

「予定日」テキストボックス上で右クリックするとカレンダーが表示されるので、受付予定日を指定する

未来処方を出す

予定カルテを作成し、処方を出す手順を説明する。

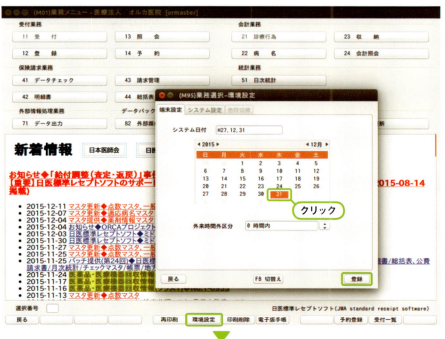

ORCAの[環境設定]ボタンをクリックして表示される[業務選択-環境設定]ダイアログボックスの[端末設定]タブでシステム日付を未来の日付にする

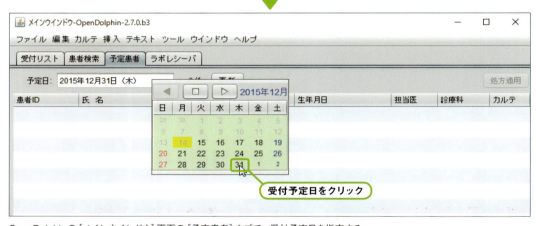

診療日が変更した未来の日付になっていることを確認し、患者受付を行う

OpenDolphinの［メインウインドウ］画面の［予定患者］タブで、受付予定日を指定する

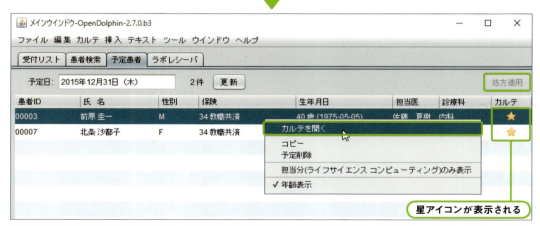

受付予定日に合致する患者が表示される。前回処方を適用するので、患者を選択し［処方適用］ボタンをクリック（カルテ項目に星アイコンが表示される）。右クリックして表示されるコンテキストメニューから［カルテを開く］を実行する。複数の担当医の患者が表示されている場合は、コンテキストメニューの［担当分のみ表示］を実行してから、目的の患者を選択し、［処方適用］ボタンをクリックするとよい

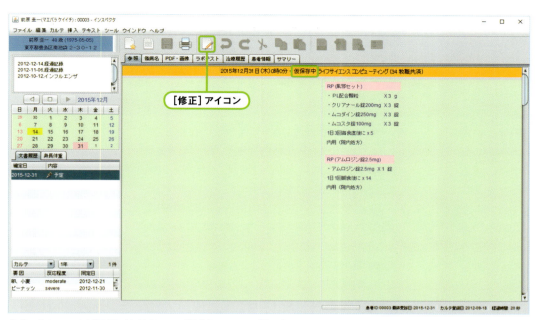

患者の［インスペクタ］画面が表示される。［編集］メニューの［修正］を実行するか、ツールバーの［修正］アイコンをクリックする

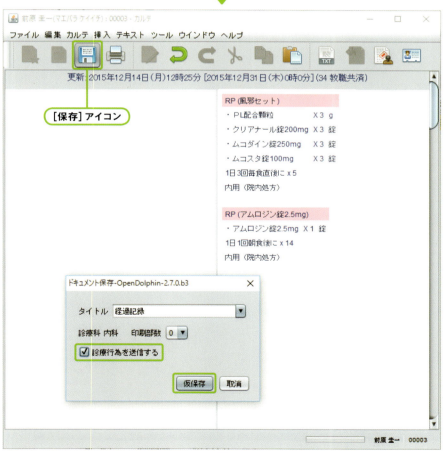

［カルテ］画面が開くので、処方を変更するなどし、［ファイル］メニューの［保存］を実行するか、ツールバーの［保存］アイコンをクリック。［ドキュメント保存］ダイアログボックスで［診療行為を送信する］チェックボックスにチェックを付けて、［仮保存］ボタンをクリックする

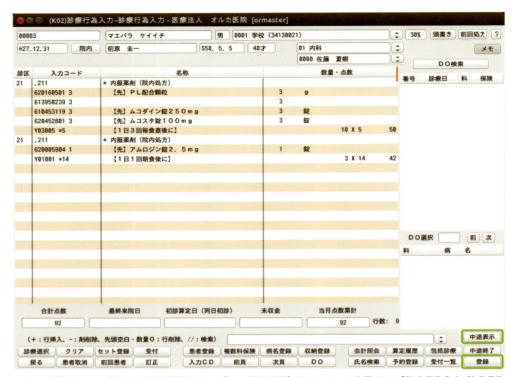

ORCAの[業務メニュー]画面の会計業務欄にある[21　診療行為]をクリックして表示される[診療行為入力-診療行為入力]画面で[中途表示]ボタンをクリック。診療行為の内容を確認したら、[登録]ボタンをクリックする

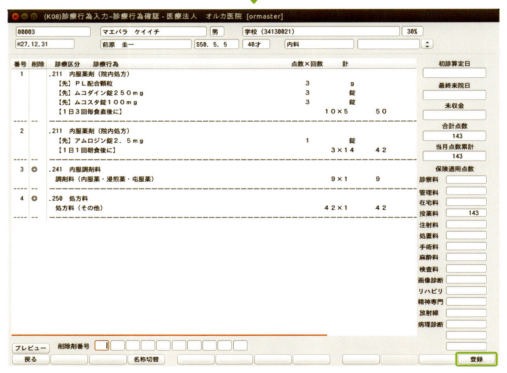

[診療行為入力-診療行為確認]画面が表示されるので、算定内容を確認し、[登録]ボタンをクリックする

［診療行為入力-請求確認］画面が表示される。「処方せん」プルダウンメニューが「1　発行あり」になっていることを確認して、［登録］ボタンをクリックする。これで未来処方を発行できる

予定カルテを削除する

予定カルテを削除する手順を説明する。

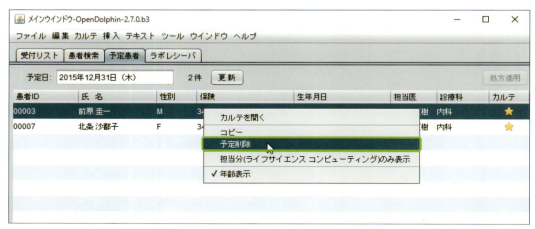

削除したい患者を選択し、右クリックして表示されるコンテキストメニューで[予定削除]を実行する。この操作をするとすでに作成した予定カルテも消滅するので、きちんと確認してから実行すること

▼

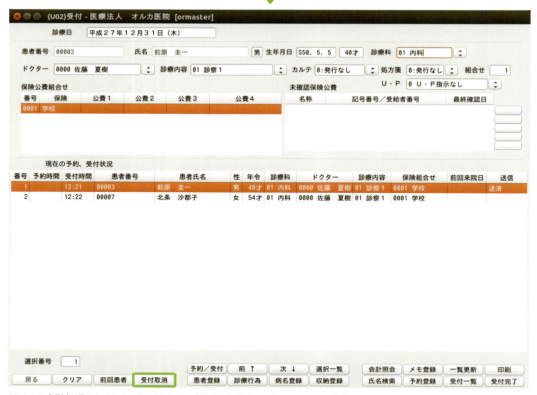

ORCAで会計処理をまだしていない場合は、[受付取消]ボタンをクリックして受付を取り消す。すでに会計処理を行った場合、その日の診療行為を削除する

SECTION 04

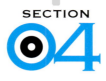

スタンプを使いこなす

**OpenDolphinの最も大きな特徴の一つがスタンプ機能だ。
診療でよく使われる傷病名や処方、処置、検査などをあらかじめ登録しておき、
カルテ作成時にこれらをスタンプのように貼り付けるというものだ。
このスタンプ機能の使いこなしが、患者記録の充実と省力化の大きなカギになるといってよいだろう。**

診療行為をスタンプエディタから入力する

　初期状態のOpenDolphinの［スタンプ箱］にはスタンプが登録されていない。後述する方法でスタンプを作成したり、共有、インポートして充実を図っていくことになるが、ここではスタンプがない、あるいは該当するスタンプが存在しない場合に、診療行為を算定欄に入力する方法を解説する。

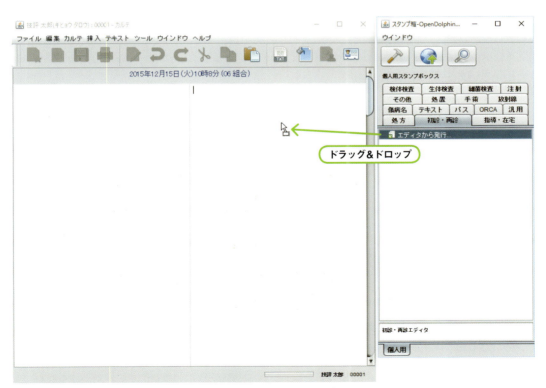

ここでは［初診・再診］タブの「エディタから発行」を算定欄にドラッグ＆ドロップしてみる

初期状態の[スタンプ箱]のスタンプツリー欄には「エディタから発行」があるだけだ。これを算定欄にドラッグ&ドロップして、スタンプエディタを起動させる。

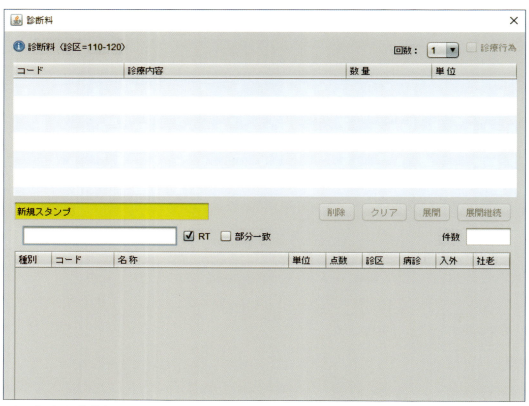

スタンプエディタが起動する

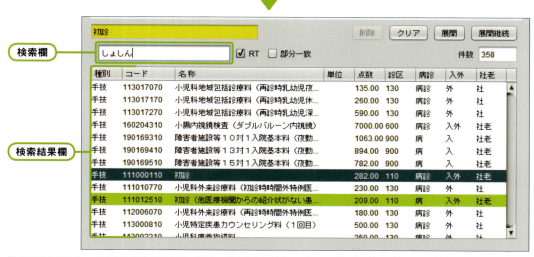

検索欄に検索したい名称の平仮名や片仮名、漢字などを入力して[Enter]キーを押すと検索が行われ、検索結果欄に該当する診療行為が表示される。このとき[RT]チェックボックスにチェックが付いていると、入力途中（2文字以上）からリアルタイムで検索が行われる。[部分一致]チェックボックスにチェックが付いていると部分一致で検索を行う（これらにチェックを付けていると検索に多少時間がかかることがある）。目的の診療行為をクリックする

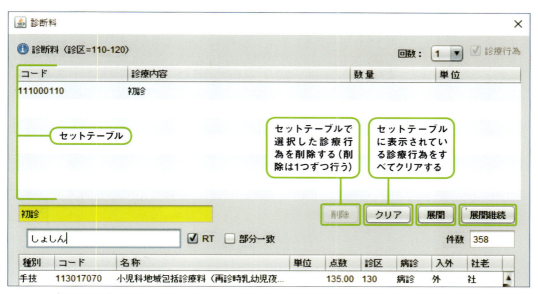

セットテーブルに診療行為が表示される。診療行為の数量などを入力する（「処方」スタンプの場合、数量や日数/回数の初期値を[環境設定]ダイアログボックスの[スタンプ]アイコンで設定しておく）。診療行為の順番はドラッグ&ドロップで変更できる。セット名欄でセット名を適宜編集して、[展開]ボタンをクリックする

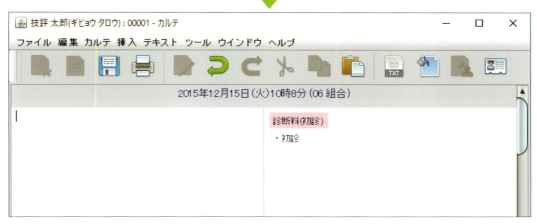

[カルテ]画面の算定欄に診療行為が展開され、スタンプエディタが閉じる。スタンプエディタを閉じず、引き続き診療行為を展開したい場合は、[展開継続]ボタンをクリックすると続けてスタンプエディタで検索できる

　診療行為に付けられるセット名は、一番最初にセットテーブルに表示させたマスタが自動で転用されるが、自由に変更できる。

RP (PL配合顆粒)
・PL配合顆粒　　　　　　X 3 g
・ムコダイン錠250mg　　X 3 錠
・ムコスタ錠100mg　　　X 3 錠
・クリアナール錠200mg X 3 錠
[用法] 1日3回毎食直後に x 5
内用（院内処方）

セットテーブルに最初に表示させた「PL配合顆粒」がセット名になっている

▶

スタンプエディタのセット名欄でセット名を変更した。セット名の変更は[スタンプ箱]のスタンプツリー欄で、診療行為を右クリックして表示される[名称変更]を実行しても行える

RP (風邪セット)
・PL配合顆粒　　　　　　X 3 g
・ムコダイン錠250mg　　X 3 錠
・ムコスタ錠100mg　　　X 3 錠
・クリアナール錠200mg X 3 錠
[用法] 1日3回毎食直後に x 5
内用（院内処方）

> NOTE | **診療報酬点数で検索する**

検索欄に「///」(半角英数字のスラッシュ3個)に続けて診療報酬点数を入力すると、点数で診療行為を検索できる。

半角英数字で「///250」と入力した例。点数での検索では[RT][部分一致]は無効だ

スタンプを作成する

頻繁に用いる処方や検査名などは、オリジナルのスタンプとして作成し、[スタンプ箱]に登録しておきたい。ここでは、処方の登録方法と、手技と薬剤を組み合わせて登録する方法を説明しよう。

スタンプの作成はいずれも[スタンプ箱]の[スタンプメーカ]アイコンをクリックすると起動するスタンプメーカーで行う。

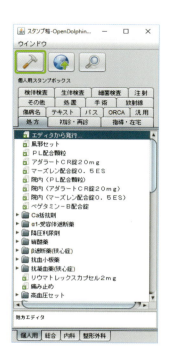

スタンプの新規作成例①「処方」スタンプ

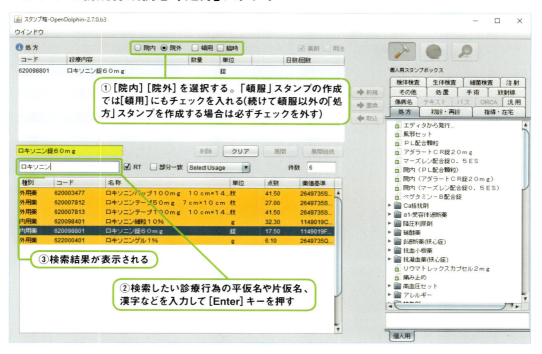

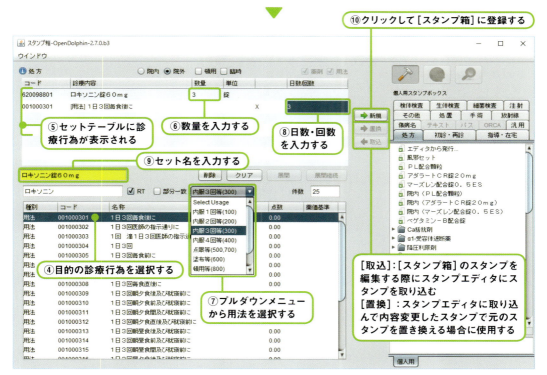

　内服薬の登録は、用法ごとにスタンプを分けて作成すること、1つのセットテーブル内に内服薬と外用薬が混在しないよう留意してほしい。

スタンプの新規作成例② 「注射」スタンプ

「処方」スタンプの作成手順とほぼ同様だが、「手技」と「薬剤」をセットテーブルに表示させ、これらをセットとして「注射」スタンプを作成する。

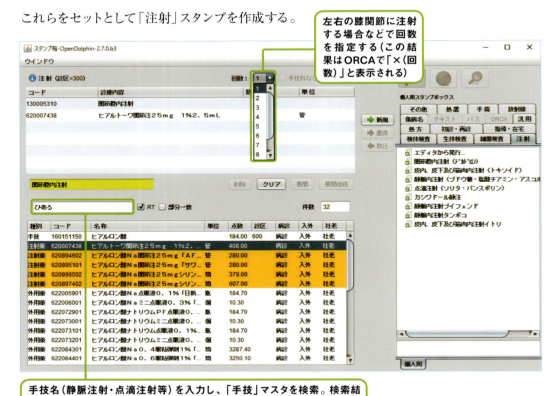

左右の膝関節に注射する場合などで回数を指定する（この結果はORCAで「×(回数)」と表示される）

手技名（静脈注射・点滴注射等）を入力し、「手技」マスタを検索。検索結果から診療行為を選択すると、セットテーブルに表示される
「薬剤」マスタを検索、該当の薬剤を選択するとセットテーブルに表示される

以降の操作は「処方」スタンプと同様である。

処方を同一用法・同一日数ごとにまとめる

別々に作成したスタンプでも、同一用法・同一日数であれば［スタンプ箱］から算定欄にドラッグ＆ドロップした際に自動でまとめられる（［環境設定］ダイアログボックスの［スタンプ］アイコンで、［同じ用法の処方をまとめる］チェックボックスにチェックが必要。CHAPTER 04 − SECTION 02「OpenDolphinの環境設定」−「［スタンプ］アイコン」を参照）。ただし、同一用法でも日数が異なるものはまとめられない。

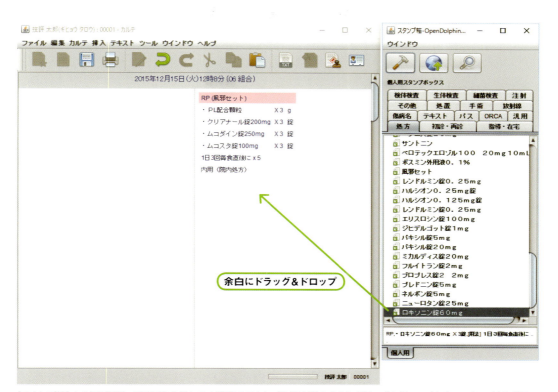

[スタンプ箱]から同じ用法・同じ日数のほかの内服薬のスタンプを算定欄の余白にドラッグ&ドロップする。スタンプ上にドラッグ&ドロップするとスタンプが置き換えられてしまうので注意する

▼

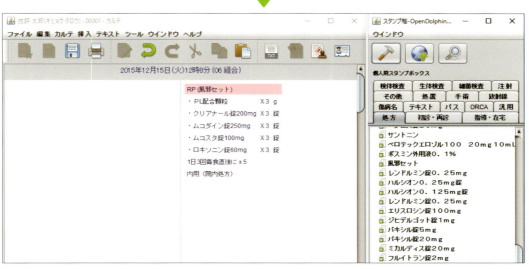

既存の「処方」セットにまとめられた

スタンプをカット・コピー・ペーストする

　算定欄に入力したスタンプはカットやコピー、ペーストが行える。入力したスタンプを右クリックして表示されるコンテキストメニューで［カット］［コピー］［テキストとしてコピー］を選択できる。いずれかを実行し、算定欄の何もないところで右クリックすると［ペースト］が有効になる。［テキストとしてコピー］を実行した場合は、算定欄だけでなく、所見欄でも［ペースト］が有効だ。［カット］［コピー］［ペースト］は［編集］メニューやツールバーの［カット］［コピー］［ペースト］アイコンでも実行できる。

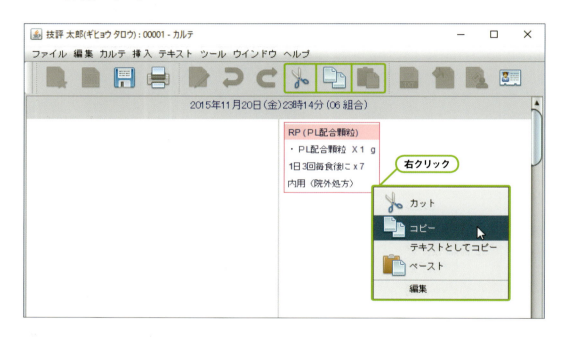

スタンプを編集・処方日数一括変更・再登録する

　いったん算定欄に入力したスタンプの内容を編集したり、処方日数を一括変更したり、それら編集した結果を［スタンプ箱］に再登録する方法を解説する。

スタンプの編集

　算定欄に入力したスタンプの内容を編集するには、編集したいスタンプを右クリックして表示されるコンテキストメニューで［編集］を実行するか、スタンプをダブルクリックして表示されるスタンプエディタで行う。

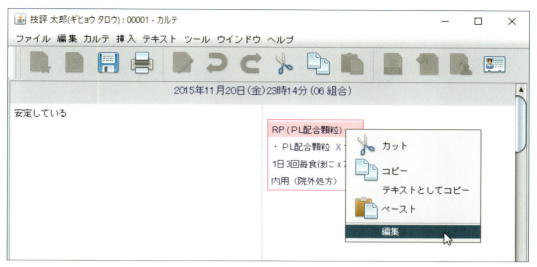

コンテキストメニューの[編集]を実行するか、ダブルクリックする

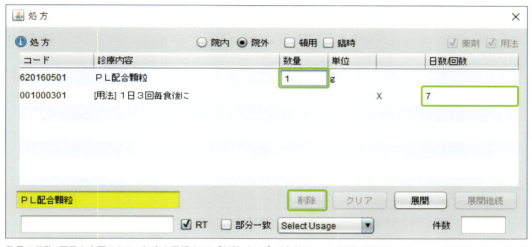

数量や日数/回数を変更できる。処方を選択すると[削除ボタン]が有効になり、削除が可能になる。コード項目をドラッグ＆ドロップして順番の入れ替えも可能だ

　診療行為を追加する場合は、前述した診療行為をスタンプエディタから入力する方法と同様に、追加したい診療行為を検索し、セットテーブルに表示させてカルテに展開する。

処方日数の一括変更

　算定欄に展開した複数の「処方」スタンプの処方日数は一括変更が可能だ（内服薬のみ対応、外用薬や頓服薬、臨時処方には非対応）。

　算定欄の何もないところで右クリックして表示されるコンテキストメニューから[処方日数変更]を選択するか、[カルテ]メニューの[処方日数変更]を実行する。

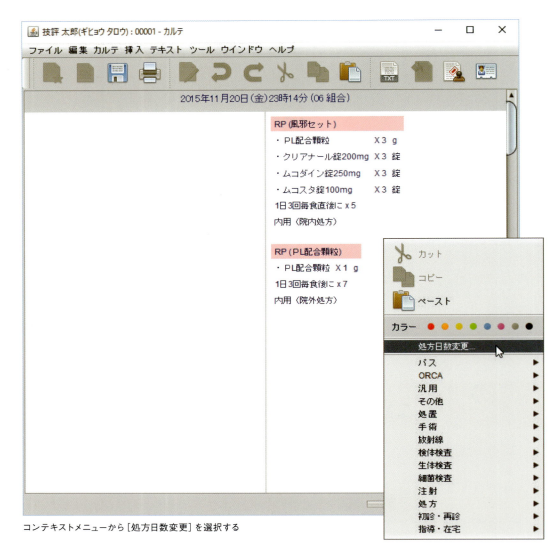

コンテキストメニューから[処方日数変更]を選択する

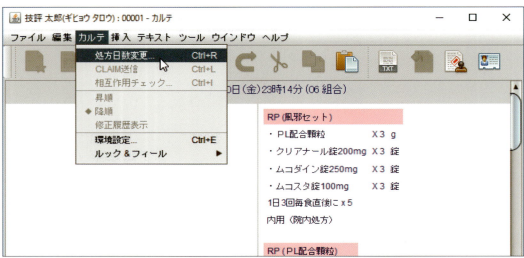

[カルテ]メニューの[処方日数変更]を実行する

いずれの操作を行っても［処方日数変更］ダイアログボックスが表示される。ここでは「新しい日数」入力ボックスに「14」日と入力し、［変更］ボタンをクリックしてみる。

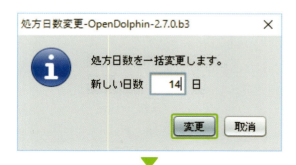

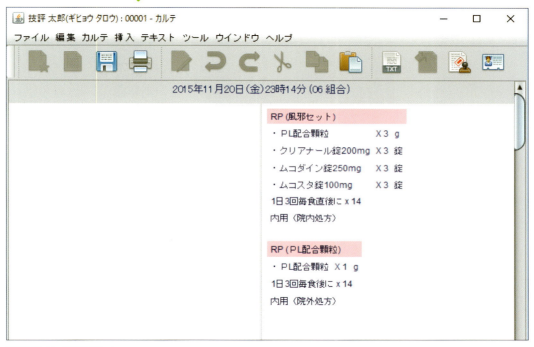

処方日数が一括変更された

スタンプ登録

編集したスタンプは、[スタンプ箱]にドラッグ&ドロップして再登録できる。登録できるのは[個人用]タブに限られ、編集したスタンプは同じ診療科目区分にのみを再登録できる。

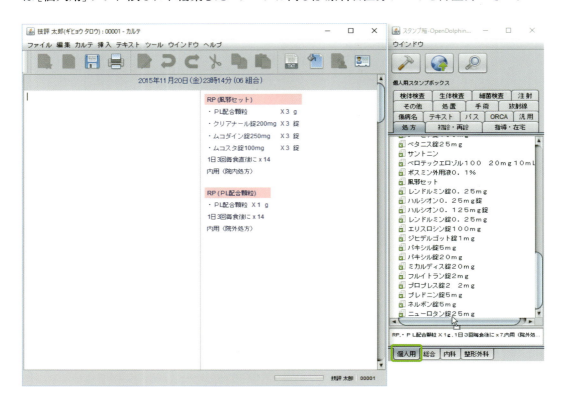

よく使う語句をスタンプに登録する

所見でよく使われる語句をスタンプに登録すれば、テキスト入力の手間が省ける。

所見欄に入力したテキストを選択し、［スタンプ箱］の［個人用］タブにある［テキスト］タブにドラッグ＆ドロップすれば、登録完了だ。テキストは［個人用］タブのみ登録可能で、診療科目区分タブ［テキスト］タブが選択された状態である必要がある。

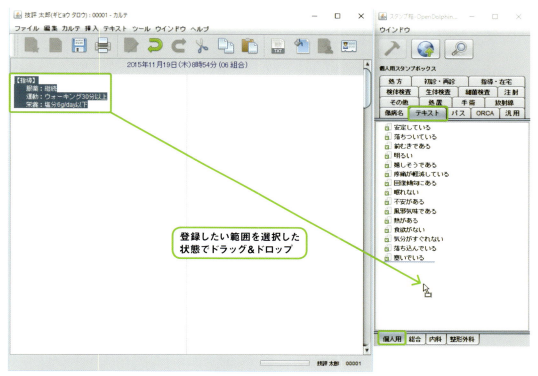

改行を含む複数行のスタンプ登録も可能だ

傷病名をスタンプに登録する

［スタンプ箱］未登録の傷病名を入力するには、［傷病名］ダイアログボックスで検索するなどが必要で、手間がかかる。そこでよく使う傷病名はスタンプに登録してしまおう。

あらかじめCHAPTER 05 −SECTION 05「患者の傷病名を入力する」−「［スタンプ箱］未登録の傷病名を入力する」の手順で、［傷病名］ダイアログボックス（スタンプエディタ）で傷病名を検索、［インスペクタ］画面の［傷病名］タブの傷病名欄に傷病名を表示させておく。

この状態で、傷病名欄の傷病名を、［スタンプ箱］画面の［傷病名］タブにドラッグ＆ドロッ

プする（傷病名は［傷病名］タブにしか登録できない）。

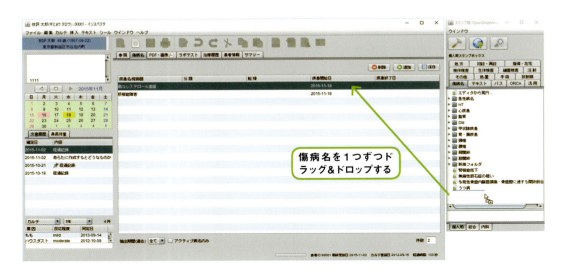

院内でスタンプを共有する

［スタンプ箱］に登録した傷病名や処方、処置、検査などは、院内のほかのユーザーに公開することも可能だ。

スタンプを公開（エクスポート）する

スタンプを共有するには次の手順で行う。

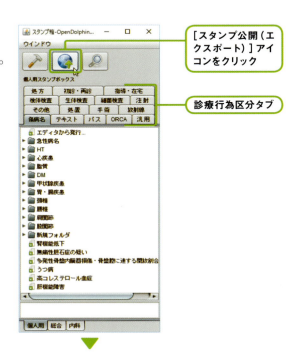

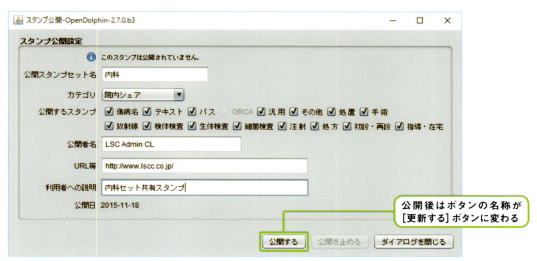

[スタンプ公開]ダイアログボックスが開く。「公開スタンプセット名」は他のユーザー取り込んだ際に[スタンプ箱]に表示されるタブ名である。「カテゴリ」プルダウンメニューでは「院内シェア」を選択、「公開するスタンプ」をチェックする。そのほか「公開者名」「URL等」「利用者への説明」すべて入力すると、[公開する][公開を止める]ボタンが有効になるので、[公開する]ボタンをクリックする

　これでスタンプは公開され、院内のほかのユーザーと共有できるようになる。スタンプを追加した場合は[更新する]ボタンをクリックして、共有しているユーザーのスタンプ内容も更新する必要がある。

　公開をやめると、スタンプを共有しているユーザーは利用できなくなる。公開をやめる場合は、それらのユーザーに確認したうえで行う必要がある。

スタンプを取り込む

　一方、公開されたスタンプを取り込むユーザー側の操作手順を解説する。

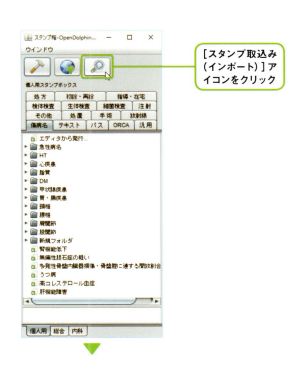

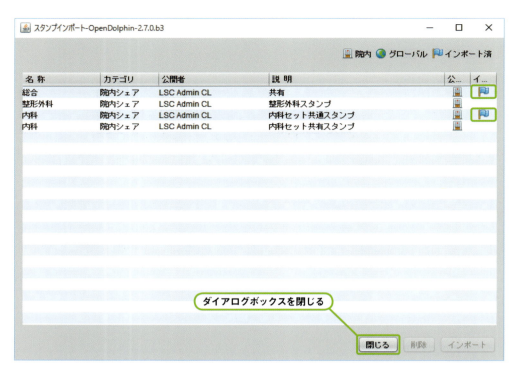

[スタンプインポート]ダイアログボックスが開き、現在公開されているスタンプが表示されているほか、すでに取り込んだインポートしたスタンプにはインポート済のアイコンが表示されている。表示されているスタンプのうち、取り込みを中止する場合は、目的のスタンプを選択すると有効になる[削除]ボタンをクリックして行う

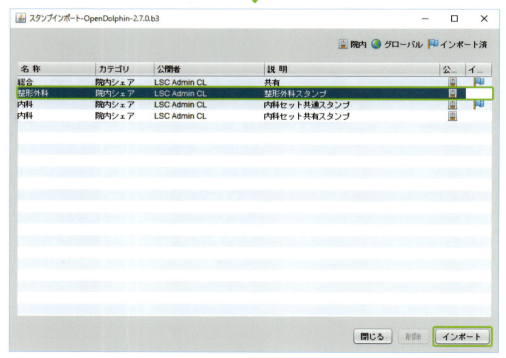

一例として「整形外科」スタンプを取り込んでみる。「整形外科」スタンプを選択すると、[インポート]ボタンが有効になるので、[インポート]ボタンをクリック

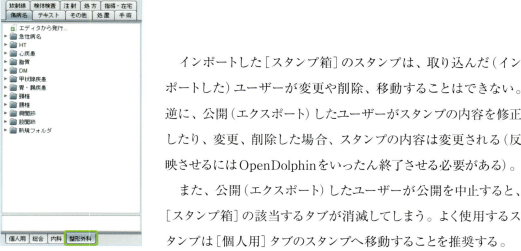

［整形外科］タブが新たに追加され、［スタンプ公開］ダイアログボックスの公開するスタンプ欄でチェックした診療行為区分が反映されている

　インポートした［スタンプ箱］のスタンプは、取り込んだ（インポートした）ユーザーが変更や削除、移動することはできない。逆に、公開（エクスポート）したユーザーがスタンプの内容を修正したり、変更、削除した場合、スタンプの内容は変更される（反映させるにはOpenDolphinをいったん終了させる必要がある）。

　また、公開（エクスポート）したユーザーが公開を中止すると、［スタンプ箱］の該当するタブが消滅してしまう。よく使用するスタンプは［個人用］タブのスタンプへ移動することを推奨する。

［スタンプ箱］を整理する

　スタンプの充実とともに［スタンプ箱］の内容を使いやすいよう整理することも診療記録の効率化に役に立つ。

スタンプ名の変更と削除

　スタンプ名の変更や削除を行うには、スタンプを選択した状態で右クリックして表示されるコンテキストメニューで行う（［個人用］タブのスタンプのみ有効）。

　スタンプの削除では、確認等の表示なく［削除］を選択した時点で実行される。元に戻すことはできないので、削除に当たっては、十分確認のうえ実行する必要がある。

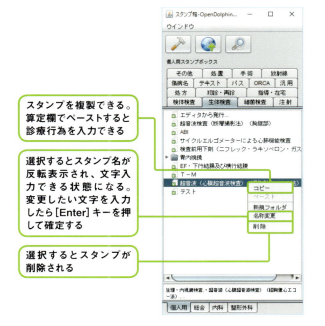

スタンプを複製できる。算定欄でペーストすると診療行為を入力できる

選択するとスタンプ名が反転表示され、文字入力できる状態になる。変更したい文字を入力したら［Enter］キーを押して確定する

選択するとスタンプが削除される

スタンプの移動

スタンプを移動させるには、目的のスタンプを選択してドラッグ＆ドロップする。フォルダ内での移動、スタンプ内外への移動も可能だ。フォルダの移動も同様の操作で行え、フォルダの中にフォルダを移動させる（入れ子にする）こともできる（［個人用］タブのスタンプやフォルダのみ有効）。

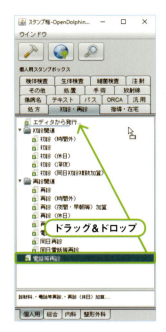

> **NOTE ORCAで受信できる診療行為数の上限は20**
>
> カルテの算定欄に展開できるスタンプ数、あるいはセットスタンプ内に含められるスタンプ数の上限は20である。20を超える診療行為を受信できないORCAの制約によるもので、これを超えるスタンプ（診療行為）はカルテを分けるか、ORCAで手入力する。
>
>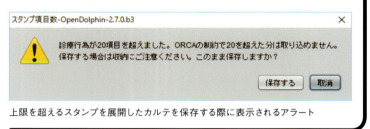
>
> 上限を超えるスタンプを展開したカルテを保存する際に表示されるアラート

セットスタンプの作成

複数のスタンプを1つのフォルダに入れてスタンプのセットを作ることで、一度の操作でカルテの算定欄にスタンプを展開できる（［個人用］タブのみ有効）。ここでは一例として「胃内視鏡セット」の作成手順を解説する。

セットを作成するスタンプを選択し、右クリックして表示されるコンテキストメニューで［新規フォルダ］を実行する

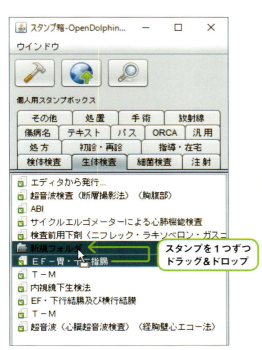

選択したスタンプの上段に「新規フォルダ」が作成される。このフォルダに対して、セットにするスタンプ「内視鏡下生検法」「T-M」「EF-胃・十二指腸」を1つずつドラッグ&ドロップする

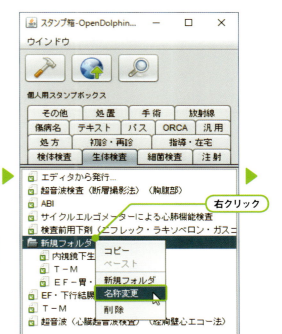

「新規フォルダ」を選択し、右クリックして表示されるコンテキストメニューで[名称変更]を実行する

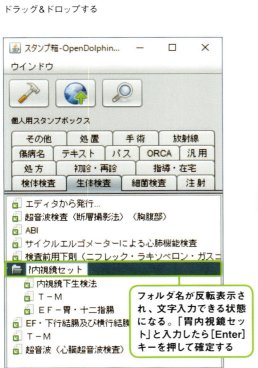

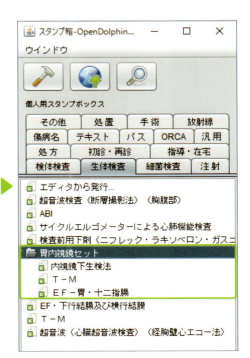

「内視鏡下生検法」「T-M」「EF-胃・十二指腸」を含む「胃内視鏡セット」が作成された

作成した「胃内視鏡セット」をカルテの算定欄にドラッグ＆ドロップすると、算定欄にフォルダ内のスタンプが展開することを確認できる。

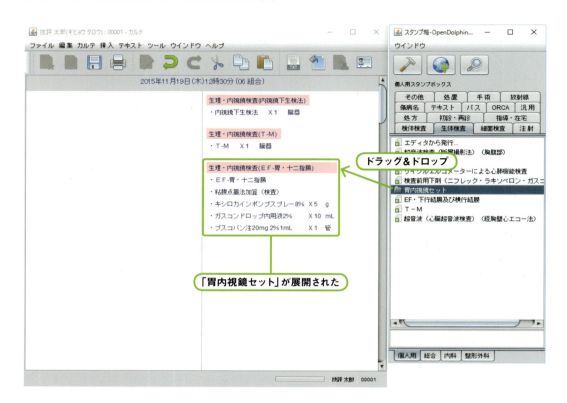

［スタンプ箱］に登録されたスタンプはXML形式のファイルとして書き出したり、取り込める。この機能を使うことでスタンプの共有が行える（［個人用］タブのみ）。

スタンプの応用的な使い方

応用的なスタンプの利用方法として、「パス」スタンプ、「ORCA」スタンプの作成方法を解説しよう。

「パス」スタンプ

複数の異なる診療行為区分を組み合わせたスタンプは「パス」スタンプとして、［パス］タブに登録しておける。検査セットを作る場合などに便利だ。

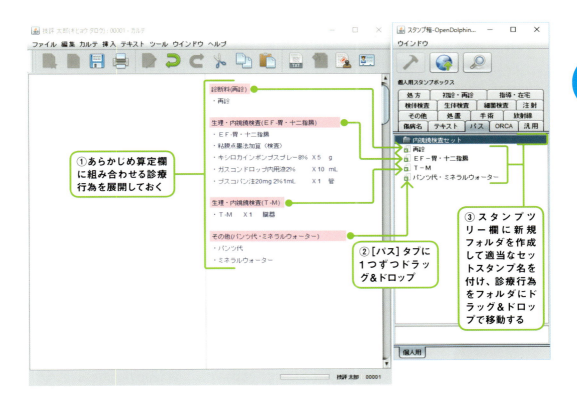

カルテに展開するにはフォルダごと算定欄にドラッグ＆ドロップする。

「ORCA」スタンプ

ORCAで作成・登録した診療行為セットはスタンプとして利用できる。

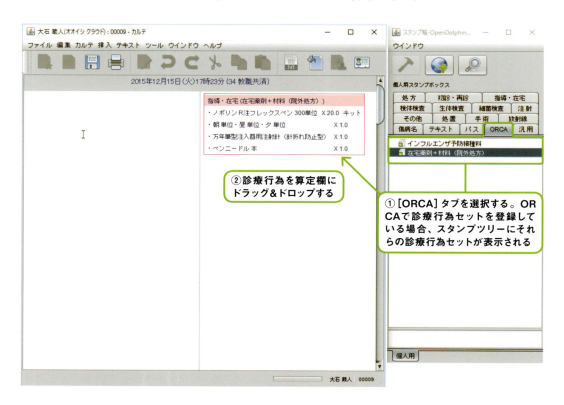

算定欄に展開した「ORCA」スタンプはスタンプエディタで数量などを編集できる。

一度、利用した「ORCA」スタンプは[個人用]タブの適当な診療行為区分タブ(図の例では[指導・在宅]タブ)に登録しておくとよい。

SECTION 05

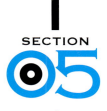

患者の傷病名を入力する

患者の傷病名や転帰をカルテに入力する方法を解説する。
傷病名はスタンプ機能を使って入力するが、[スタンプ箱]に登録されている傷病名の入力と、
未登録の傷病名の入力とでは手順が異なる。

［スタンプ箱］に登録されている傷病名を入力する

　傷病名の入力は、該当する患者の［インスペクタ］画面の［傷病名］タブで行う。
　［追加］ボタンをクリックするとポップアップメニューが表示されるので、該当する傷病名を選択すると入力される。同様の操作は［スタンプ箱］の［傷病名］タブで該当の傷病名を傷病名欄にドラッグ＆ドロップしても行える。

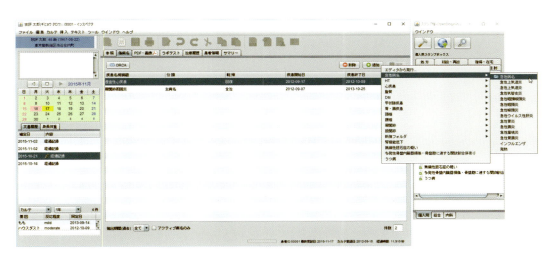

「傷病名」「疾患開始日」が自動入力される。変更がなければ［保存］ボタンをクリックして保存する。

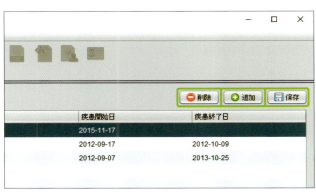

削除する場合は［削除］ボタンをクリックすると、［傷病名削除］ダイアログボックスが表示されるので、［削除］ボタンをクリックする。削除される傷病名はOpenDolphin表示上の傷病名であり、ORCA傷病名自体は削除されない。ORCA傷病名の削除はORCA側で行う必要がある。

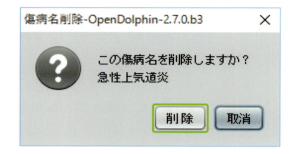

「分類」「転帰」を変更するには該当する項目をクリックして表示されるプルダウンメニューから適当な内容を選択する。

分類項目では「主病名」「疑い病名」を選択できる。

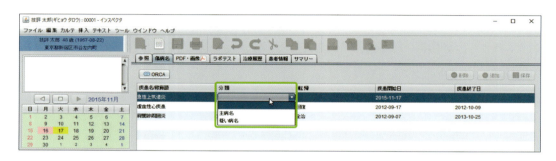

転帰項目では表の内容を選択できる。

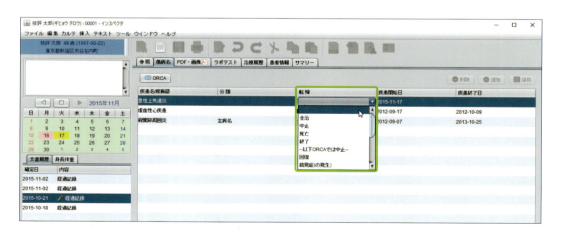

全治	
中止	
死亡	
終了	
ORCAでは「中止」扱いとなる	回復
	続発性（の発生）
	継続
	悪化
	不変
	転医
	転医（急性病院へ）
	転医（慢性病院へ）
	自宅へ退院
	不明

「疾患開始日」「疾患終了日」を入力・修正するには、所定の書式で直接入力するか、右クリックして表示されるカレンダーで該当する日付をクリックして行う（カレンダーで表示できるのは前後2か月に限られる）。

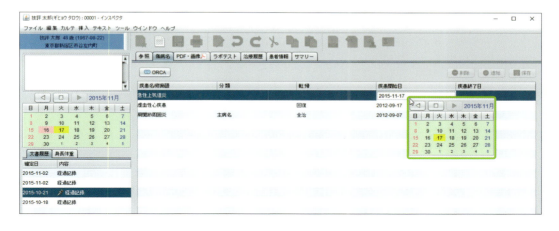

［スタンプ箱］未登録の傷病名を入力する

［スタンプ箱］に登録されていない傷病名は次の手順で入力する。

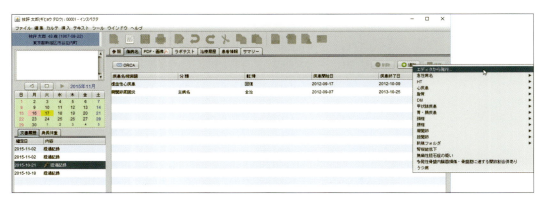

［追加］ボタンをクリックしてポップアップメニューから［エディタから発行］を選択する。［スタンプ箱］の［傷病名］タブで「エディタから発行」を選択し、傷病名欄に直接ドラッグ＆ドロップしてもよい

▼

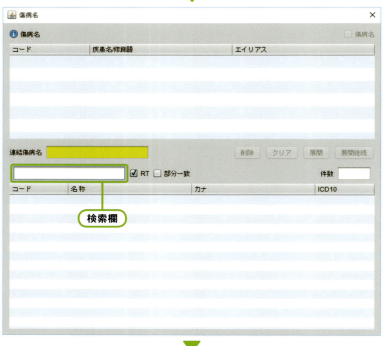

［傷病名］ダイアログボックス（スタンプエディタ）が表示される。検索欄に検索したい傷病名の一部を入力する。［RT］チェックボックスにチェックが付いていると、入力途中（2文字以上）からリアルタイムで傷病名の検索が行われる。［部分一致］チェックボックスにチェックが付いていると、部分一致で検索を行う（これらにチェックを付けていると検索に多少時間がかかることがある）

▼

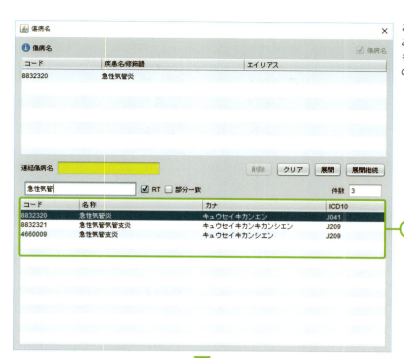

ここでは「急性気管」を入力してみた。検索結果欄に「急性気管」を含む傷病名が表示される。そのうち「急性気管炎」を選択する

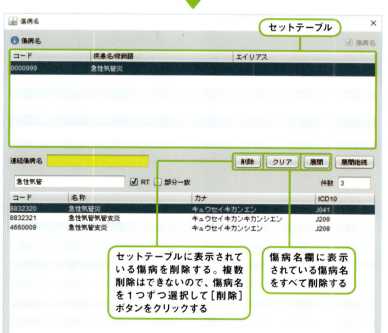

セットテーブルに「急性気管炎」が表示される。[展開] ボタンをクリックすると、[インスペクタ] 画面の [傷病名] タブの傷病名欄に「急性気管炎」が入力され、[傷病名] ダイアログボックスは自動で閉じる。このとき [展開継続] ボタンをクリックすると [傷病名] ダイアログボックスは閉じず、引き続き傷病名の検索が行える

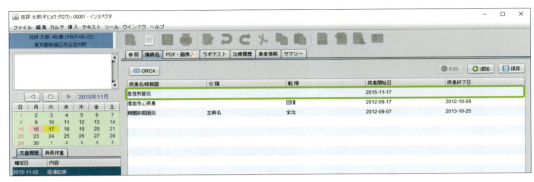

「急性気管炎」が入力された

> **NOTE** 厚生労働省コード傷病名でない傷病名の入力方法
>
> [傷病名] ダイアログボックスの傷病名欄の疾患名/修飾語項目をクリックして入力状態にして傷病名を直接入力。[展開] や [展開継続] ボタンをクリックして [インスペクタ] 画面の [傷病名] タブの傷病名欄に反映させる。ちなみに、厚生労働省コードがない傷病名のレセプト請求時の「電算ファイル」上の表示は「未コード化傷病名」となる。そのため、可能なかぎり厚生労働省コードが付いている傷病名に読み替えて傷病名登録を行うことを推奨する。
>
>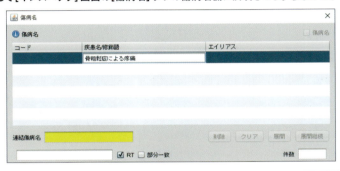

SECTION 06
シェーマを所見欄に展開する

OpenDolphinにはあらかじめシェーマが登録されており、
マーキングを施すなどの編集を行ってカルテの所見欄に展開できる。
ユーザーがオリジナルのシェーマを追加することも可能だ。

| シェーマを所見欄に展開する |

　カルテの所見欄にシェーマを展開するには、[ツール]メニューの[シェーマボックス]を実行するか、[インスペクタ]画面のツールバーにある[シェーマボックス]アイコンをクリックして表示される[シェーマボックス]画面で希望するシェーマを選択し、[カルテ]画面の所見欄にドラッグ&ドロップする。

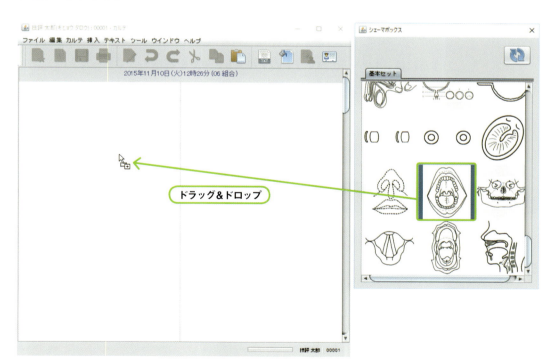

　ドラッグ&ドロップすると[シェーマエディタ]画面が表示される(図の[シェーマエディタ]画面は「クール」による表示状態。表示状態は[環境設定]ダイアログボックスで変更できる)。こ

の画面でマーキングや線を描いたり、テキストを入力するなどの編集を行ってから、所見欄に展開する。

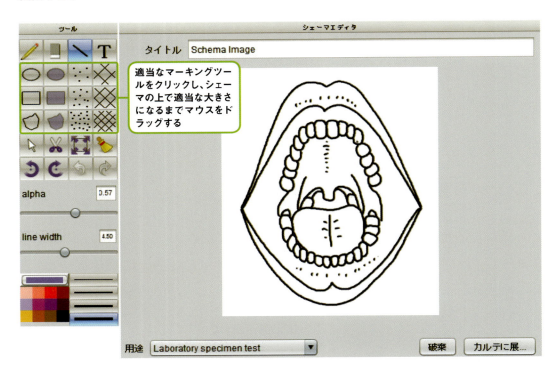

テキストを入力するには、[ツール]パレットのテキストツールを選択し、シェーマ上のテキストを展開したい箇所をクリックすると[テキスト入力]ダイアログボックスが表示されるので、文字入力ボックスに文字を入力して[OK]ボタンをクリックする。

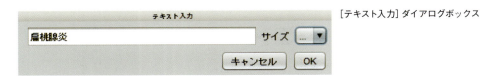

[テキスト入力]ダイアログボックス

マーキングを施し、テキストを入力した状態。[カルテに展開]ボタンをクリックすると、所見欄にシェーマが展開される。

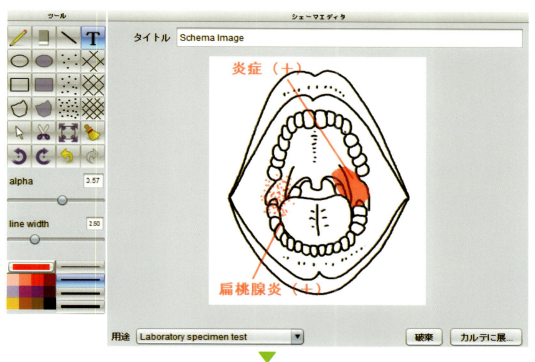

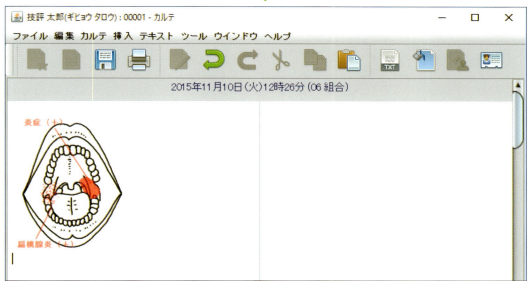

　カルテに展開したシェーマのマーキングとテキストは画像と一体の状態になる。ダブルクリックすると、[シェーマエディタ]が起動し、シェーマが表示されるが、追加したマーキングやテキストの修正、移動、削除などの編集はできず、新たな追記のみ可能だ。また、カルテに展開されたシェーマは所見欄でカットやコピー、ペーストできる。

オリジナルのシェーマを追加する

オリジナルのシェーマを追加するには、OpenDolphinがインストールされているパソコンの特定のフォルダにシェーマをコピーする。使用しているパソコンの環境によるが、Windowsの場合、たとえば、Cドライブの「ユーザー」-「(ユーザー名)」-「OpenDolphin」-「schema」(C:¥ユーザー¥(ユーザー名)¥OpenDolphin¥schema)に新規フォルダを作成し、フォルダ名をたとえば「オリジナル」などのように変更する([シェーマボックス]画面をいったん閉じ、再度表示させると、追加したフォルダが[オリジナル]タブとして追加される)。Macの場合は「ホーム」-「OpenDolphin」-「schema」フォルダである。

新たに作成したフォルダ(ここでは「オリジナル」フォルダ)にシェーマとして追加したい画像を移動する(シェーマとして追加できる画像は「JPEG」と「PNG」に対応している)。

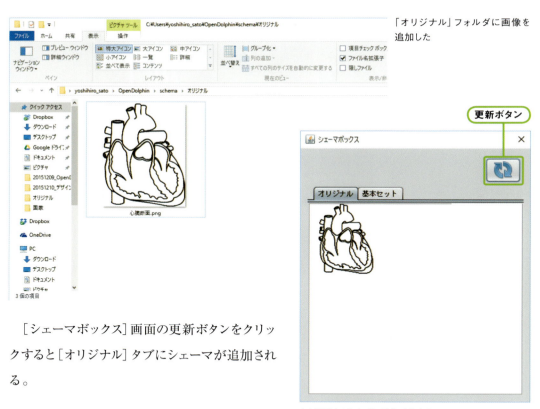

「オリジナル」フォルダに画像を追加した

更新ボタン

[オリジナル]タブに追加されたシェーマ

[シェーマボックス]画面の更新ボタンをクリックすると[オリジナル]タブにシェーマが追加される。

追加したシェーマをネットワーク上の他のパソコンで共有することはできないので、パソコンごとに追加作業を行う必要がある(シェーマの追加はパソコン単位で行われるので、異なるユーザーIDでも追加シェーマを利用できる)。パソコンから画像を削除したり、ハードディスクが故障したりするとシェーマも消失してしまうので、大事な画像データはバックアップしておきたい。

SECTION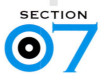

カルテに画像やファイルを挿入・添付する

OpenDolphinではカルテへの画像挿入やファイル添付をドラッグ＆ドロップだけで手軽に行えるほか、画像やファイルを患者単位で管理・整理しておけて便利だ。
ここではOpenDolphinでの画像・ファイル管理の仕組みとともに
画像やファイルの挿入・添付方法を解説する。

| カルテに挿入・添付したいファイルを取り込む |

　［カルテ］画面の所見欄に画像やファイルを挿入・添付するには、あらかじめそれらを格納するフォルダをパソコンやネットワーク上の共有フォルダを作成、保存場所として設定しておく。そのうえで、該当する患者の［インスペクタ］画面の［PDF・画像］タブに画像やファイルを取り込む手順を踏む必要がある。

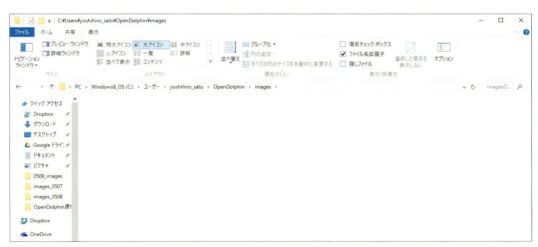

新規フォルダをパソコンの任意の場所などに作成し、imagesなどのようにわかりやすい名前を付けておく。NAS（network attached storage）などに作成すれば、ネットワークに接続するほかのパソコンでも共有できて便利だ

　OpenDolphinをインストール後、初めて使用する場合、［インスペクタ］画面の［PDF・画像］タブでは画像やファイルを保存してあるフォルダが設定されていない。そこで、設定ボタンをク

リックして表示される[イメージブラウザ設定]ダイアログボックスでフォルダを明示的に設定する。

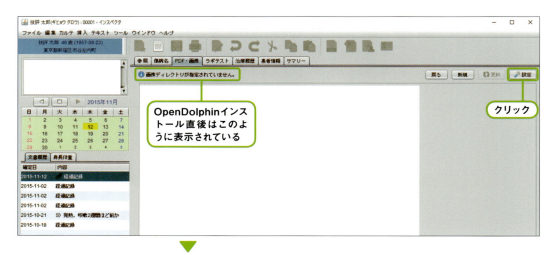

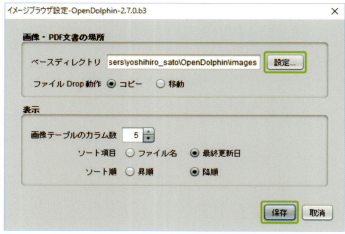

[イメージブラウザ設定]ダイアログボックスが開くので、[設定]ボタンをクリック。[開く]ダイアログボックスが表示されるので、画像やファイルの保存用に先ほど作成したフォルダ（この例では「images」フォルダ）を指定し、[保存]ボタンをクリックしてダイアログボックスを閉じる

　これで画像やファイルを挿入する準備が整った。画像やファイルを追加する方法はいくつかあるが、ここでは最も簡単な方法を紹介しよう。

　画像（やファイル）を［インスペクタ］画面の［PDF・画像］タブに直接ドラッグ&ドロップする。この際、先ほどの［イメージブラウザ設定］ダイアログボックスの「ファイルDrop動作」の［コピー］ラジオボタンを選択した状態だと、元の画像（やファイル）を残して画像やファイルの保存用に作成したフォルダ（この例では「images」フォルダ）にコピー、［移動］ラジオボタンを選択していると、元の画像（やファイル）は移動し、元の画像（やファイル）は残らないことに留意してほしい。

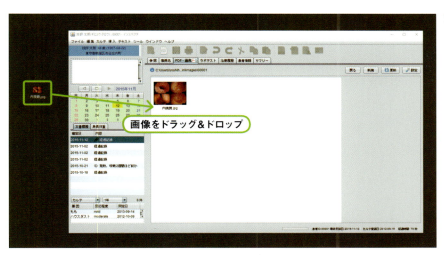

画像が取り込まれた

　初めて画像の取り込みを行うと、画像やファイルの保存用に作成したフォルダ（この例では「images」フォルダ）の中に「患者ID（この例では「0001」）」フォルダが自動で作られる。以後はユーザーが特別意識する必要はないが、画像やファイルはこのように管理されていることを理解しておくとよいだろう。

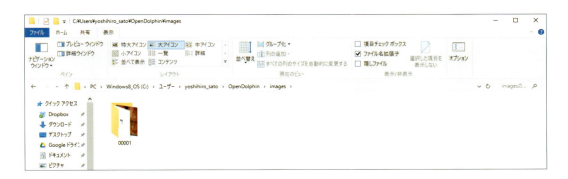

　画像やファイルをまとめて取り込みたい場合は、「患者ID（この例では「0001」）」フォルダにファイルを直接コピーしたり移動した後、[インスペクタ]画面の[PDF・画像]タブの[更新]ボタンをクリックする方法もある。

取り込んだ画像・ファイルを編集する

　［インスペクタ］画面の［PDF・画像］タブでは、取り込んだ画像やファイルのサムネイル表示が行えるほか、フォルダを入れ子状に作成して画像やファイルを整理したり、ファイルやフォルダの削除や名前を変更するなど、編集操作も行える。

　フォルダを作成するには［新規］ボタンをクリックする。

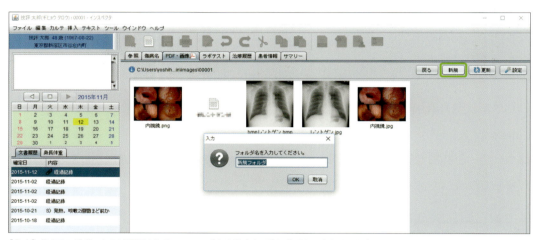

［入力］ダイアログボックスが表示される。フォルダ名を入力して［OK］ボタンをクリックする

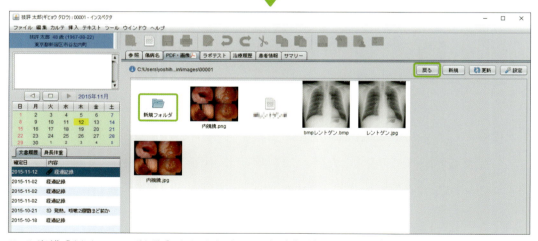

フォルダが作成された。フォルダをダブルクリックするとフォルダの内容が表示される。再び上の階層に戻るには［戻る］ボタンをクリックする

> **NOTE** **[PDF・画像] タブでのファイル操作**

[インスペクタ] 画面の [PDF・画像] タブではエクスプローラのように画像やファイルを操作可能だ。

ファイルやフォルダを右クリックすると表示されるコンテキストメニューで [コピー] [削除] [名前の変更] が行える。

画像やファイルをダブルクリックすると、作成したファイルが起動して画像やファイルを開ける。

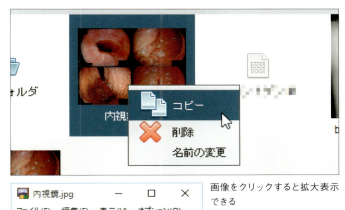

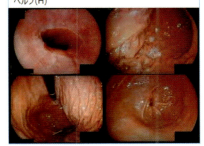

画像をクリックすると拡大表示できる

カルテに画像を挿入する

カルテに画像を挿入するには、[インスペクタ]画面の[PDF・画像]タブで挿入したい画像を、あらかじめ別のウインドウとして開いておいた[カルテ]画面の所見欄にドラッグ&ドロップする。なお、挿入可能な画像はJPEG/PNG/BMP形式である（TIFFは未対応）。

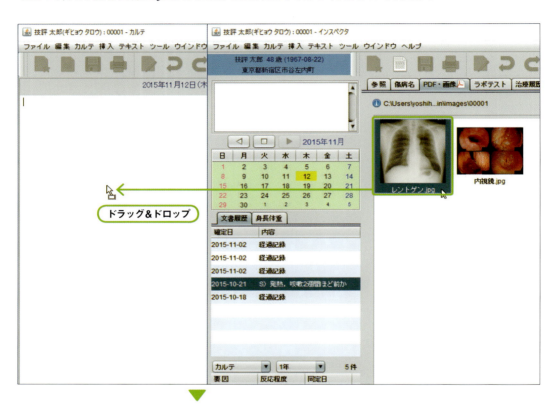

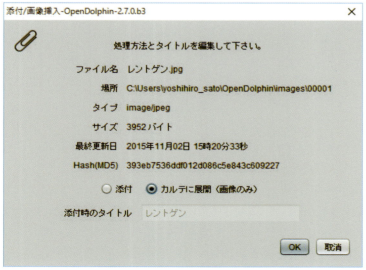

[添付/画像挿入]ダイアログボックスが表示される。[カルテに展開（画像のみ）]ラジオボタンを選択して[OK]ボタンをクリックする

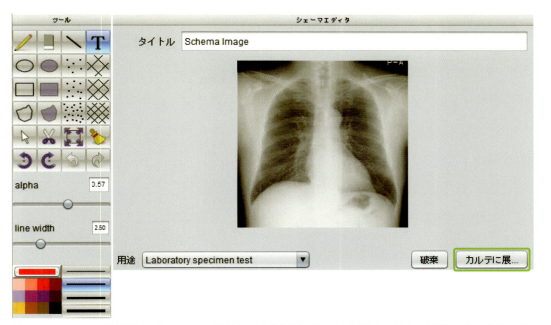

[シェーマエディタ]画面が表示される。マーキングやテキストなどを書き加えることもできる。[カルテに展開]ボタンをクリック

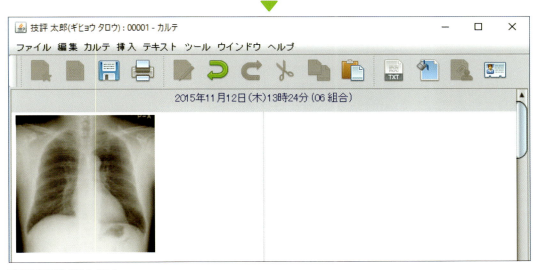

所見欄に画像が挿入された

カルテにファイルを添付する

　カルテにPDFやWord、Excel、PowerPointなどのファイルを添付するには、[インスペクタ]画面の[PDF・画像]タブで添付したいファイルを、あらかじめ別のウインドウとして開いておいた[カルテ]画面の所見欄にドラッグ&ドロップする。

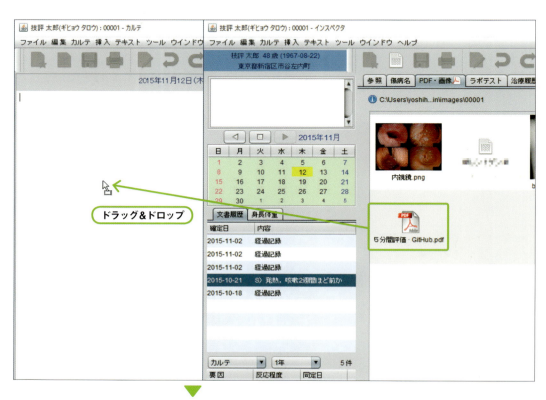

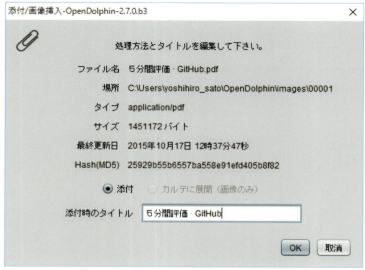

[添付/画像挿入]ダイアログボックスが表示される。[添付]ラジオボタンを選択して[OK]ボタンをクリックする。挿入も添付も行える画像の場合は、意識的に[添付]ラジオボタンを選択する必要があるが、Wordなどのファイルの場合は図のように[添付]ラジオボタンが自動選択されている（[カルテに展開（画像のみ）]ラジオボタンはグレーアウト表示になっており、選択できない）

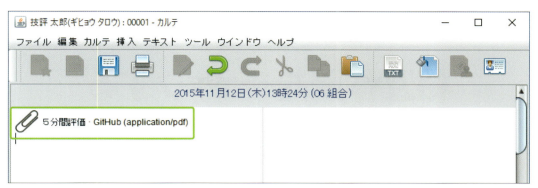

所見欄にゼムクリップのアイコンとファイル名（と作成したソフトウェア名）が挿入された。アイコンをクリックすると添付したファイルを作成したソフトウェアが起動し、ファイルが開く

　ファイル添付したカルテは、［インスペクタ］画面の［文書履歴］タブのカルテ一覧リストにゼムクリップアイコンが表示される。

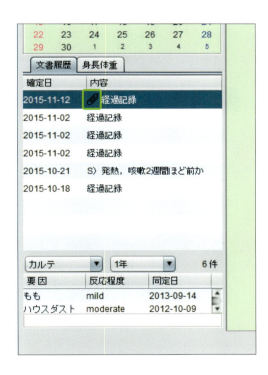

SECTION 08

相互作用をチェックする

OpenDolphinではORCAの「日医医薬品併用禁忌データベース」を利用して
薬の相互作用チェックが行える。

薬剤併用情報検索を行う

　OpenDolphinではORCAの「日医医薬品併用禁忌データベース」を利用して薬の相互作用チェックが行える。

　［カルテ］メニューの［相互作用チェック］を実行すると、［薬剤併用情報検索］ダイアログボックスが表示される。「薬剤名」テキストボックスに薬剤名（一般名でも商品名でもよい）を入力し、［検索］ボタンをクリックすると、「結果」欄に該当する薬剤名が表示され、相互作用チェックの結果が表示される。

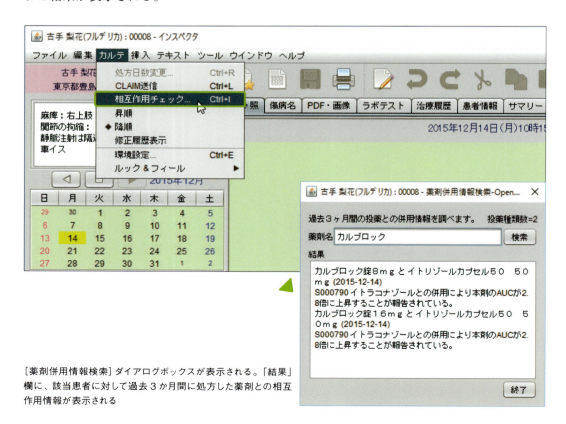

［薬剤併用情報検索］ダイアログボックスが表示される。「結果」欄に、該当患者に対して過去3か月間に処方した薬剤との相互作用情報が表示される

カルテ保存時に相互作用チェックを行う

　［環境設定］ダイアログボックスで設定しておくと、カルテ保存時に患者に処方した薬剤の相互作用チェックが自動で行われる（設定方法はCHAPTER 04－SECTION 02「OpenDolphinの環境設定」－「［カルテ］アイコン」－「［振る舞い］タブ」を参照）。併用禁忌がある場合は、［薬剤併用警告］ダイアログボックスが表示され、注意を促してくれる。

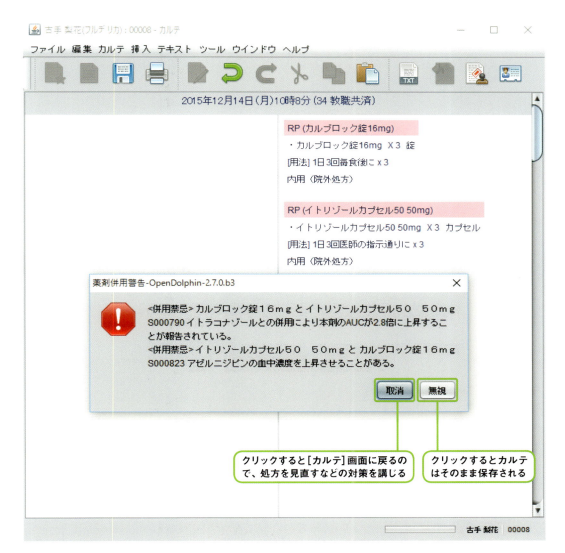

SECTION 09

検体検査データを取り込む

OpenDolphinでは検査会社に依頼した患者の検体検査の結果データを取り込み、
一元的に管理できるほか、正常域と比較したり、
過去に検査したデータを折れ線グラフで表示させ
検査結果の推移を視覚的に確認できるなどの機能を備える。
ここでは、検体検査データの取り込み方法について解説する。

| 検体検査データを取り込む |

検体検査の結果データの取り込みは、[メインウインドウ]画面の[ラボレシーバ]タブで行う。

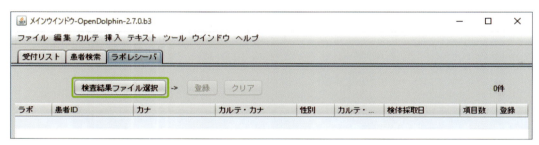

[検査結果ファイル選択]ボタンをクリックする

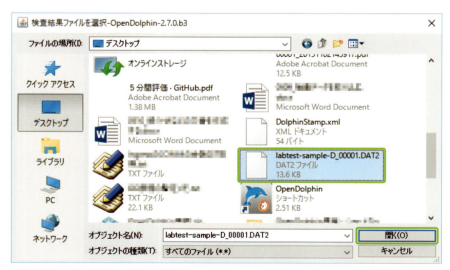

[検査結果ファイルを選択]ダイアログボックスが表示される。検体検査データを選択し、[開く]ボタンをクリックする。検体検査データは[メインウインドウ]画面の[ラボレシーバ]タブに直接ドラッグ&ドロップすることも可能だ

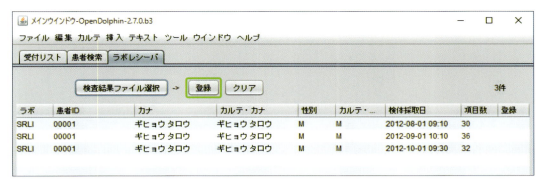

検体検査データが取り込まれた。[登録]ボタンをクリックする

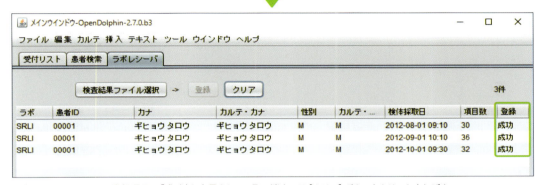

正常に取り込まれると、登録項目に「成功」と表示される。取り消すには[クリア]ボタンをクリックすればよい

取り込んだ検体検査データを閲覧する

　取り込んだ検体検査データは、[インスペクタ] 画面の [ラボテスト] タブで閲覧できるが、[メインウインドウ] 画面の [ラボレシーバ] タブでも見られる。患者リストをダブルクリックするか、患者リストの上で右クリックして表示されるコンテキストメニューで [ラボデータを表示] を実行すると、ウインドウが表示される。項目の一つを選択すると、グラフ背景に正常域が薄緑色で表示される。

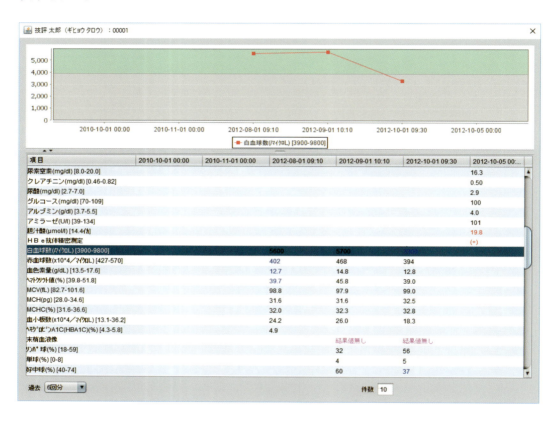

　キーボードの [Shift] あるいは [Ctrl] を押しながら複数の項目をクリックすると、複数の検査項目のグラフを表示できる。

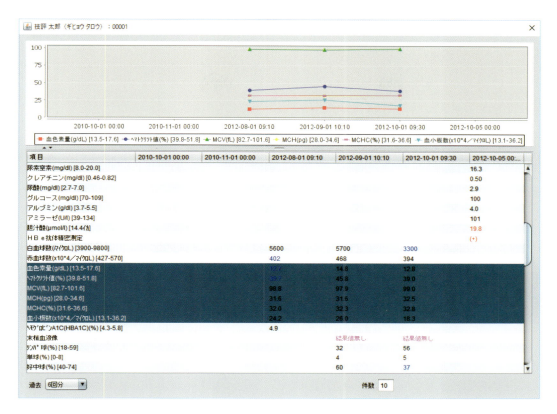

　この画面では検査結果とグラフを閲覧できるのみで、印刷などは行えない。PDF出力して印刷するには、患者の［インスペクタ］画面の［ラボテスト］タブで行う。

検体検査データの取り込みエラー

　検体検査データの取り込みに失敗すると、図のようなエラーのダイアログボックスが表示される。登録できないフォーマットがデータに含まれているので、検査会社に結果データの再作成を依頼する必要がある。

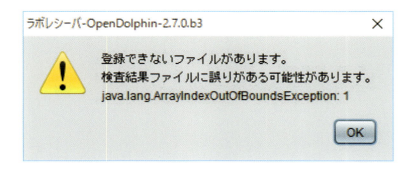

患者リストが赤で表示されるときは、OpenDolphinに患者情報がないか、患者IDが一致しないことを意味する。

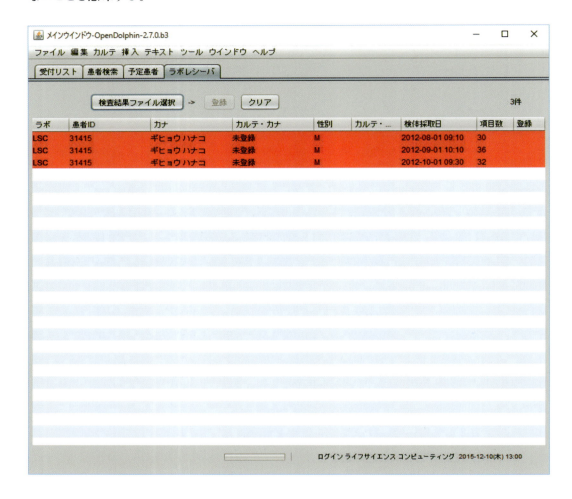

SECTION 10

紹介状などの文書を作成する

OpenDolphinではカルテの作成だけでなく、紹介状などの文書を作成する機能もある。
あらかじめ用意されているフォームを利用するほか、
OpenDolphinとは別にオープンソースのオフィススイートソフトをインストールすることで、
差し込み印刷機能を活用した多様な形式の文書を作成・印刷できる。

新規文書を作成する

［インスペクタ］画面で［ファイル］メニューの［新規文書］を選択するか、ツールバーの［新規文書作成］アイコンをクリックすると、［新規文書作成］ダイアログボックスが表示される。

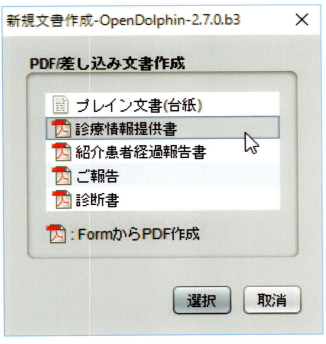

初期状態では「プレイン文書（台紙）」「診療情報提供書」「紹介患者経過報告書」「ご報告」「診断書」のフォーマットがあらかじめ用意されている

ここでは「診療情報提供書」を利用してみる。「診療情報提供書」を選択して［選択］ボタンをクリックすると［診療情報提供書］タブに「診療情報提供書（フォーム）」が表示される。

紹介先医療機関名から備考まで、必要事項を入力する（宛先の敬称、印刷時の文字の大きさ、出力先などは［環境設定］ダイアログボックスで変更できる）。

必要事項を入力し終えたら、ツールバーの［プリント］アイコンをクリックするか、［ファイル］メニューの［プリント］を実行すると、［御報告書印刷］ダイアログボックスが表示されるので［PDF作成］ボタンをクリック。

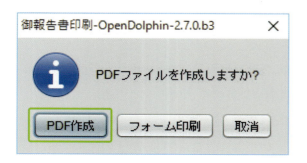

パソコンにAdobe AcrobatやAcrobat Readerがインストールされていれば作成したPDFファイルが表示される。内容を確認し、Adobe AcrobatやAcrobat Readerで印刷を実行する。

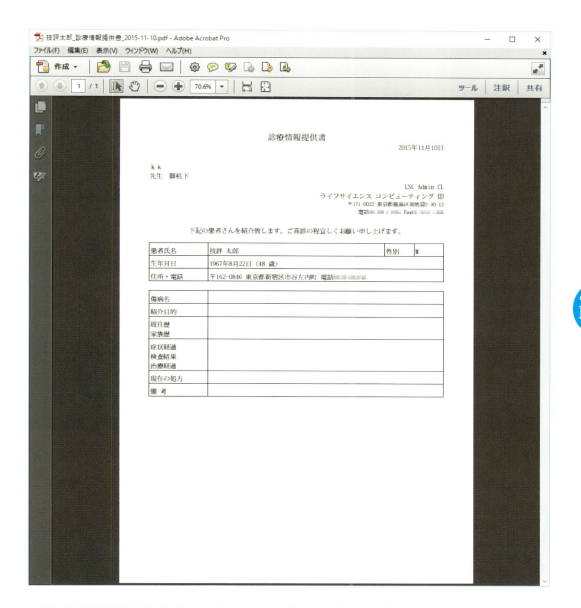

　「診療情報提供書」の保存は、［インスペクタ］画面の［ファイル］メニューの［保存］を実行するか、ツールバーの［保存］アイコンをクリックする。PDFファイルは初期状態ではWindowsの場合、たとえば、Cドライブの「ユーザー」-「（ユーザー名）」-「OpenDolphin」-「pdf」(C:￥ユーザー￥（ユーザー名）￥OpenDolphin￥pdf) フォルダに保存されている。Macの場合は「ホーム」-「OpenDolphin」-「pdf」フォルダである。

文書を修正する

すでに作成した文書（ここでは「診療情報提供書」）を修正するには、プルダウンメニューで「紹介状/診断書」を選択すると［文書履歴］タブに既存の文書が表示されるので、修正したい文書を選択し、ツールバーの［修正］アイコンをクリックするか、［編集］メニューの［修正］を実行する。

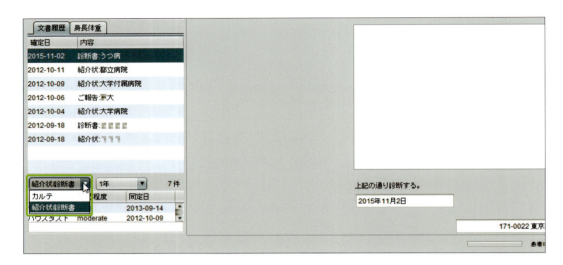

［修正］タブ（ここでは［修正（診療情報提供書）］タブ）が追加され、修正したい文書が表示される。この状態で文面の修正を行える。ただし、日付（年月日）の変更はできず、最初に文書を作成・保存した日付での修正となる。

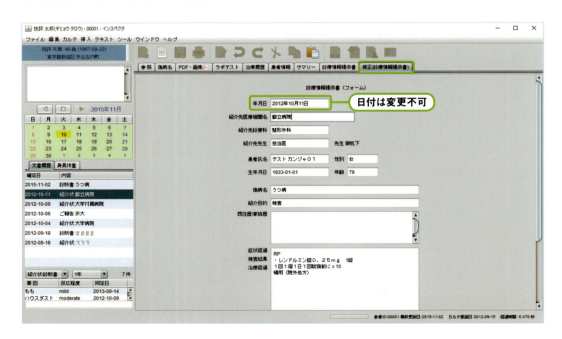

文書を複製する

過去に作成した紹介状などを複製して、本日の日付入りの文書を作成するには、プルダウンメニューで「紹介状/診断書」を選択すると［文書履歴］タブに既存の文書が表示されるので、複製したい文書の上で右クリック、表示されるコンテキストメニューの［複製］を選択する。

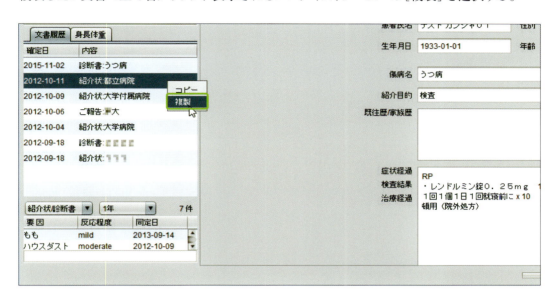

［複製］タブ（ここでは［複製（診療情報提供書）］タブ）が追加され、年月日は複製した日付になっている。

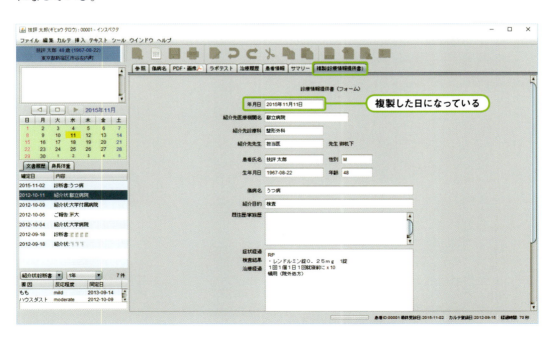

差し込み印刷機能を使って文書を作成する

　パソコンにApache OpenOfficeやLibreOfficeのワープロソフトWriterがインストールされていると、さまざまな書式に医療施設や患者情報を自動で差し込んだ文書を作成し、印刷することが可能になる。

　この場合、差し込みフィールドを埋め込んだ文書ファイル（拡張子が「odt」）をあらかじめ、Windowsの場合、たとえば、Cドライブの「ユーザー」-「(ユーザー名)」-「OpenDolphin」-「odt_template」（C:¥ユーザー¥(ユーザー名)　¥OpenDolphin¥odt_template）フォルダに保存しておく必要がある。Macの場合は、「ホーム」-「OpenDolphin」-「odt_template」フォルダである。

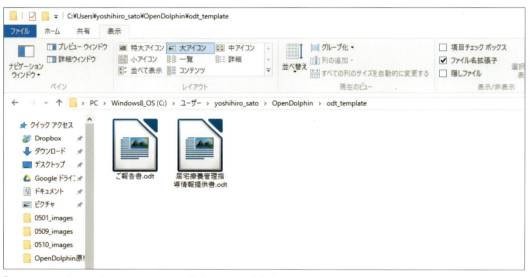

「odt_template」フォルダにOpenDocument形式のファイルを保存した

　［インスペクタ］画面で［ファイル］メニューの［新規文書］を選択するか、ツールバーの［新規文書作成］アイコンをクリックすると、［新規文書作成］ダイアログボックスが表示される。

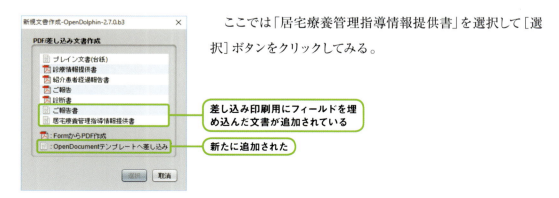

ここでは「居宅療養管理指導情報提供書」を選択して［選択］ボタンをクリックしてみる。

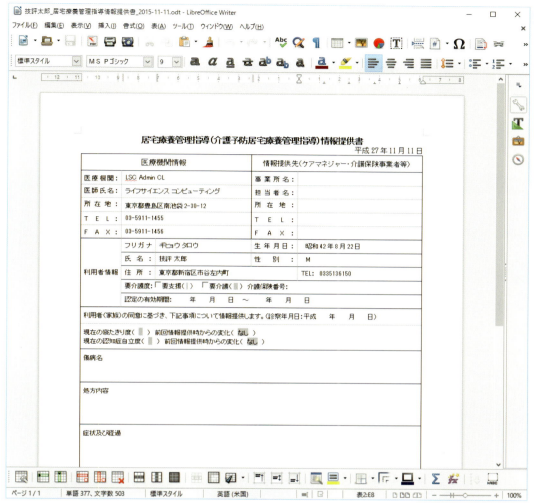

LibreOfficeのワープロソフトWriterで「居宅療養管理指導情報提供書」が開かれたところ

　LibreOfficeのワープロソフトWriterが起動して、「居宅療養管理指導情報提供書」が開いた。医療機関情報や患者情報は自動で差し込まれている。必要事項を記入して、[ファイル]メニューの[印刷]を実行して印刷する（保存するには[ファイル]メニューの[保存]を実行する）。

　文書を作成する一連の操作は文書の作成のみである。文書料は別途、カルテ算定欄に記載、またはスタンプ欄を作成して管理するか、ORCAでの算定・請求が必要なので注意してほしい。

差し込み印刷対応フィールドコード

OpenDolphinが公開している差し込み印刷用のフィールドコード一覧を掲載しておく。これらはApache OpenOfficeやLibreOfficeのワープロソフトWriterの差し込み印刷で有効である。

文書へは、半角で「＄｛key｝」の書式で埋め込む。たとえば「患者氏名（漢字）」は「＄｛pt_name｝」となる。

フィールドキー	差し込まれる情報
entry_date	文書の日付（西暦）
entry_date_era	文書の日付（和暦）
pt_id	患者ID
pt_kana	患者氏名（カナ）
pt_name	患者氏名（漢字）
g	患者の性別
pt_birth	患者の生年月日（西暦）
pt_birth_era	患者の生年月日（和暦）
pt_age	患者の年齢
pt_zip	患者の郵便番号
pt_addr	患者の住所
pt_tel	患者の電話番号
phy_hosp	病院名
phy_zip	病院の郵便番号
phy_addr	病院の住所
phy_tel	病院の電話番号
phy_fax	病院のFAX番号
phy_name	担当医名（漢字）

CHAPTER

6

OpenDolphin
導入事例

OpenDolphinを導入し、
トライ＆エラーを経て実運用に至った医療機関の活用例は非常に参考になる。
黎明期から電子カルテ導入にかかわり、
現在は海外展開を準備する医療ITのパイオニア、
医療ユビキタスを実現させた診療所、
医療IT化の試行錯誤の様子をWebサイトに詳細に
記録・公開してきた有床診療所の3例をレポートする。

CASE STUDY 01

ビッグデータの蓄積・集約・活用、東南アジアへの展開
医療ITを担う中核システムにクラウド型OpenDolphinを選んだ

池袋ドルフィンクリニック

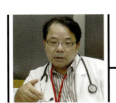

豊島区、グループ全体、日本、そして東南アジアへ。医療ビッグデータの蓄積と活用を目標に医療ITを進める医療法人社団清陽会理事長・池袋ドルフィンクリニック院長の前田清貴氏が抱く構想の詳細と行動のモチベーションを探った。

URL ● http://dolphin-cl.org/　所在地 ● 東京都豊島区南池袋 2-45-3 としまエコミューゼタウン 2F　開設 ● 2015 年　院長 ● 前田清貴　診療科目 ● 内科

診療所レベルで実践できる医療ITの理想形

「iPadで患者さんのカルテを確認しながら、処置室で採血などをします。診療所内だけでなく、無線LAN環境があれば、院外でも処方内容や検査結果などの患者情報を参照できるのがいいですね」

iPadでカルテを軽快に表示させながら看護スタッフは、iPadの機動性とアプリの操作性のよさを評価する。iPadで起動されているのは、OpenDolphinProと連動するiPad版電子カルテクライアント「SuperEHRTouch」(開発:ライフサイエンス コンピューティング〈以下LSC〉)だ。タブレットやスマートフォン用クライアントアプリを提供する電子カルテは今でこそ珍しくないが、SuperEHRTouchはごく初期にリリースされたアプリだけあって、インターフェイスは洗練されており、操作性も極めて高い。

オーダーされた検査内容は処置室のiPadで確認できるので、診察室と処置室を何度も行き来することなく処置が行える。患者情報は常に手元のiPadでチェックしているため、取り違えや処置ミスもない。訪問診療では患者宅にiPadを持っていってカルテを確認。院内ネットワークとは、VPN (Virtual Private Network) によってセキュアな接続を確保している。

受付では、ワイド液晶モニタにOpenDolphinとORCAを並べて表示させ、患者が来院するとORCAで受け付け、OpenDolphinで患者情報を受信。そのかたわら診察が終了した患者をモニタリングし、会計処理を行う。一連の処理がルーチンとして出来上がっている。

2室ある診察室に1台ずつ、受付に2台、そしてiPad1台。池袋ドルフィンクリニックでは

計6台のOpenDolphinが常時稼働する。受付での患者受付、医師によるカルテ作成とオーダー、処置室や訪問診療先での患者情報確認。OpenDolphinが患者情報管理の大元であるのはもちろん、医療スタッフ間での円滑な情報共有にも一役買っている。身近なパソコンやタブレットをフル活用する診療所レベルでの医療ITの理想形といってよいだろう。

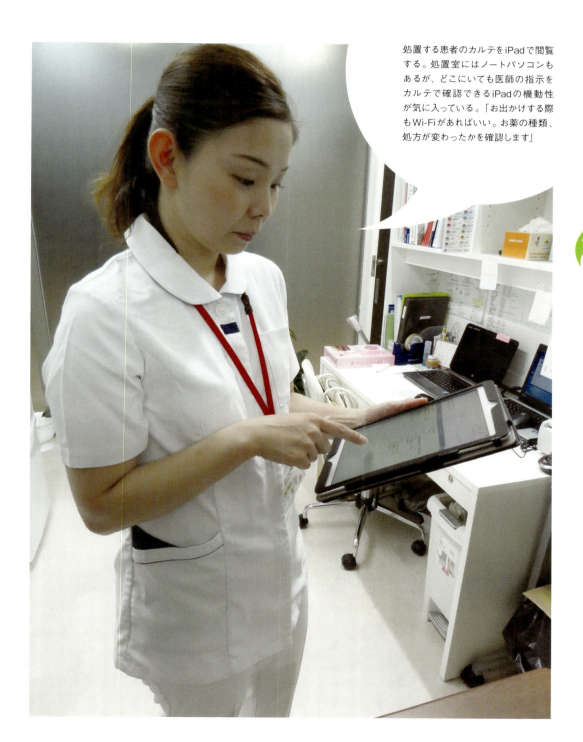

処置する患者のカルテをiPadで閲覧する。処置室にはノートパソコンもあるが、どこにいても医師の指示をカルテで確認できるiPadの機動性が気に入っている。「お出かけする際もWi-Fiがあればいい。お薬の種類、処方が変わったかを確認します」

OpenDolphinを中核システムに据えて医療ITの発展に備える

　池袋ドルフィンクリニックは、としまエコミューゼタウンの2階で開業する無床の診療所だ。としまエコミューゼタウンは、東京都豊島区南池袋に2015年3月に完成した地上49階の超高層ビルで、豊島区役所と超高層マンションが同居する、日本初のマンション一体型本庁舎として話題となった。「豊島区民や総戸数400以上の大規模マンションの住人、そして区役所職員の健康管理を広く担う診療所の入居を」という豊島区の求めに応じて、医療法人清陽会が診療所開設を決め、同年6月の開院となった。

　名称の一部とOpenDolphinが「ドルフィン」つながりなのは偶然ではない。豊島区は新庁舎を「ITを活用し区民サービスの向上と行政効率化を図る」最先端のIT庁舎と位置づけており、ならば開設する新しい診療所でも「（立地が極めて近い）LSCと連携し、ポテンシャルの高いOpenDolphinを中核に据え、将来的な医療ITの発展に備えよう」（理事長・院長の前田清貴氏）という考えから、院名に「ドルフィン」の名を取り入れたのだった。

　両者の提携関係は強く、いわばLSC製品のパイロットユーザーとして、OpenDolphinと連動するクラウド型医用画像管理システム「Xronos（クロノス）」を導入したり、検体検査オーダーをネットワークを通じて臨床検査センターへ直接依頼でき、検査結果をOpenDolphinで受信するオプションもいち早く導入する予定だ。

　専務理事も務めた徳洲会のIT化を推進し、電子カルテの大規模リプレイスの際には旗振り役を担ったという前田氏。自身が運営する医療法人グループの診療所でも早くから電子カルテを導入した。電子カルテの目利きでもある前田氏が、開院に当たってOpenDolphinを選定した最大の決め手は、操作性のよさとクラウド式であることだ。

　最も気に入っているというのが、OpenDolphinのスタンプ機能。よく使う処方は[スタンプ箱]にセットスタンプとして登録しておき、カルテ画面にドラッグ＆ドロップ、あとは日数などを微調整するだけでよい。文章も登録しておけば一からキーボード入力する手間も省けて所見の記入もスムーズだ。俗に「パソコンばかり見ていて患者の顔をろくに見ない」と診療スタイルや電子カルテが批判されるが、これなら「患者さんと話をしながらカルテ入力できる。診察の大半を診察に充てられて、カルテは短時間でさっと作ってしまえるのがいい」と前田氏。

　クラウド型の電子カルテ採用は東日本大震災で多くの医療機関が患者カルテデータを失ったことも後押しとなった。「それまではカルテは自院で見られればよい、サーバは院内にあったほうがいいという考えだったが、壊滅的な被害を受けてすべてなくなってしまった。自院にはクライアントだけ、サーバを遠隔地に置けばデータ損失も防げる」。

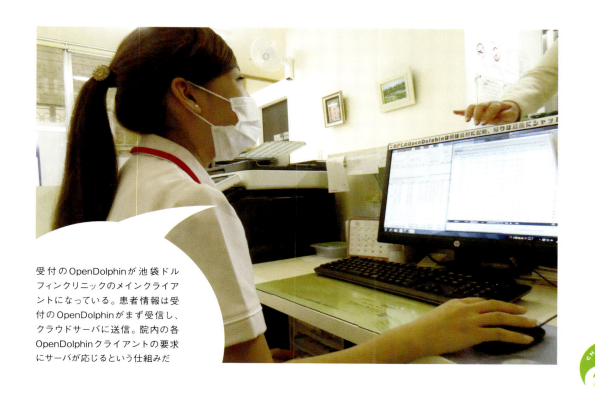

受付のOpenDolphinが池袋ドルフィンクリニックのメインクライアントになっている。患者情報は受付のOpenDolphinがまず受信し、クラウドサーバに送信。院内の各OpenDolphinクライアントの要求にサーバが応じるという仕組みだ

医療ビッグデータの集約がクラウド型電カルの本質だ

　同グループの柏おひさまクリニックでもOpenDolphinを採用しており、ネットワークを介して双方の患者カルテを閲覧できる。現在はリース期限などの事情から数種類の電子カルテを採用しているが、いずれグループ全体でOpenDolphinに一本化するつもりだ。前田氏が期待しているのは、グループ全体で患者カルテを閲覧できる利便性だけではない。

　いっそう注力していくという豊島区民や区役所職員への健康診断を通じて、池袋ドルフィンクリニックには今後、膨大な量の医療データが蓄積されることになる。例えば癌に罹患した人の検診データはどうだったか。あの薬は本当に効いたのか。従来の研究ではわからないことが、ビッグデータを解析することで発見できるかもしれない。そこに電子化の意味があり、データの集約に向くクラウド方式の電子カルテの本質があると前田氏は考える。

　「これまでの医療データというのは、研究者が例えば『塩分を摂ると血圧が高くなる』という仮説を立てて集めた数百人程度のもの。そこで塩分摂取量と血圧の相関から『血圧が高い人は塩分を摂りすぎである』という結論に至る。これがまったくの想定なしで、塩分摂取量と血圧の相関がわかるのがビッグデータ。我々はこれまで数百〜千例程度の少症例数に頼って医療を行ってきたが、ビッグデータの分析によって医学的常識が大きく変わる発見があるかもし

れない」

　前田氏が視野に入れる医療データは豊島区界隈にとどまらない。いずれグループ全体、やがて日本国内、そして海外に展開するつもりだ。

　海外、特に東南アジアへの医療貢献を、が持論の前田氏。製造コストの削減を目的に生産拠点を東南アジアに移したり、振興市場を求めての海外進出など、現状の日本は儲け一辺倒のように前田氏には映る。医療機器の寄贈や援助だけでなく、日本の優れた医療技術を医師とともに提供することで初めて貢献でき、日本のプレゼンスも高まる。

　目下、ベトナムのホーチミン市に開院準備中で、電子カルテにはOpenDolphinを採用するつもりだ。日本の電子カルテは一見、日本独自の保険制度や診療報酬制度とともに特異な進化を遂げたシステムのように思える。しかし、ベトナムでは医療保険は任意であり、国民の大半は自費診療のため、診療報酬請求業務は発生しない。電子カルテの普及率は低い一方、カルテの書式は統一されているため、電子カルテの使いやすさや導入のしやすさだけが重要であって、日本の電子カルテ導入は容易なのだという。

　「クリニック内のデータ、日本全体のビッグデータを集約・活用でき、海外でも使える電子カルテであること。そして医療IT分野に貢献できることを考慮してOpenDolphinを選び、LSCと連携してクリニックを立ち上げた。海外展開には着手したばかりだが、これからもさらに連携を深め、性能のよい医療用ソフトウェアをともに開発し、質のよい医療データを蓄積していく」

　OpenDolphinをコアに、ビッグデータの蓄積と利用、そして医療による東南アジア貢献を願う前田氏の目標は確実に前進している。

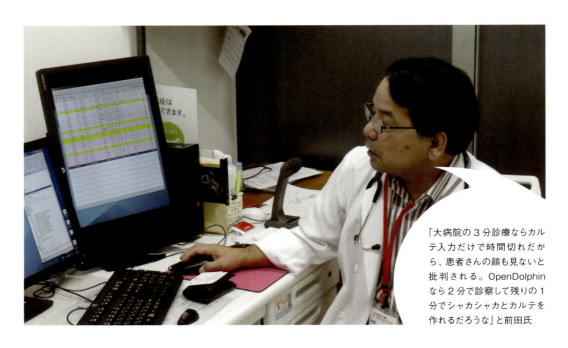

「大病院の3分診療ならカルテ入力だけで時間切れだから、患者さんの顔も見ないと批判される。OpenDolphinなら2分で診察して残りの1分でシャカシャカとカルテを作れるだろうな」と前田氏

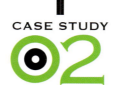

CASE STUDY
02

患者自身がカルテを閲覧できる近い将来に備えて──
導入の決め手は誰でも無料で使える電子カルテであることだ

亀谷内科クリニック

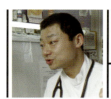

米国の医療機関勤務経験を生かし、時間や場所を問わず患者情報にアクセスできる医療ユビキタスを実践する一方、患者とのコミュニケーション向上に力を入れる亀谷（かめがや）内科クリニック副院長の亀谷宜隆氏に、電子カルテ導入のポイントやポリシーを聞いた。

URL ● http://www.kame-clinic.com/　　所在地 ● 神奈川県川崎市中原区中丸子361
開設 ● 1996年　院長 ● 亀谷麒與隆　診療科目 ● 内科、消化器科

時間や場所を問わず
患者情報を照会できる医療ユビキタス

　亀谷内科クリニックは、親子2代にわたって中丸子界隈の地域医療を担う診療所だ。古くからの住人のほか、近隣のキヤノンや富士通、NECといった大手電機メーカーに勤めるビジネスマンの受診も多い。日中は地域住民、遅い時間帯や週末にはこれらの社員が老若男女問わずやってくる。近隣の日本医科大学武蔵小杉病院や関東労災病院、亀谷宜隆氏の母校であり前職の慶應義塾大学病院への患者紹介や退院患者のフォローアップ、近隣の在宅診療所との連携も密だ。

　副院長の亀谷氏は、米国マサチューセッツ州ボストンのMassachusetts General Hospital（マサチューセッツ総合病院）に長く勤務した後、帰国。副院長に就いた。

　マサチューセッツ総合病院では完全電子カルテ化されていた。院内廊下の随所には音声入力システムを搭載した端末機器があり、診察時の所見は音声入力システムに話しかけるだけでよい。口述した内容は専任の担当者によって文字に起こされ、カルテとして記録される。検査画像はどの端末でも閲覧可能だ。診察室という概念は薄く、患者と向き合い診察した場所が診察室となる。

　米国で医療IT先進例を体験した亀谷氏が帰国後に構築したのが、診察室や受付、検査室、調剤室…、いつでもどこでも患者カルテを閲覧できる現在の環境だ。時間や場所を意識せずにコンピュータやネットワークを利用できる。これが電子化の真の意義だと亀谷氏は考える。

いわば医療現場のユビキタス化だ。

　診察室には患者にも見えるよう設置されたメイン機のMacBook、受付にはレセコンのORCAとWindowsノートパソコン。調剤室にはiPod touchがスタンドにセットされ、処方内容をペーパーレスで確認しながら調剤できる。処置室やX線室ではiPadで患者カルテや検査画像の閲覧が可能だ。外出や海外出張などで不在時の患者問合せや急患には、氏名やIDを基に「2台持ちしているiPhoneでOpenDolphinサーバにアクセス。患者さんのプロブレムリストと処方の履歴を確認すれば、どんな疾患でどんな治療を行っている人かがわかる。本当に急を要する場合には、それを印刷して紹介状とし、提携する病院を受診してもらうこともある」。出先から院内のOpenDolphinサーバへの接続ではもちろん、VPN（Virtual Private Network）によってセキュリティ対策している。

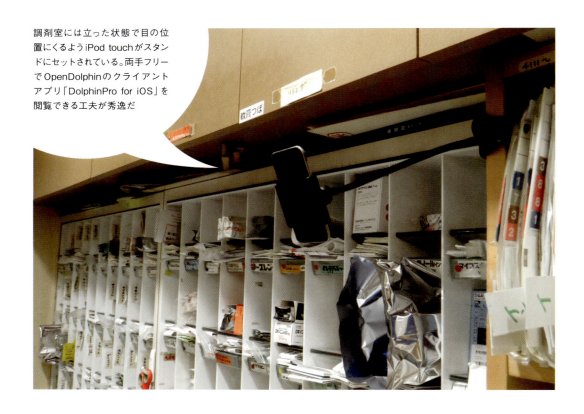

調剤室には立った状態で目の位置にくるようiPod touchがスタンドにセットされている。両手フリーでOpenDolphinのクライアントアプリ「DolphinPro for iOS」を閲覧できる工夫が秀逸だ

紙の特性と電子の長所を生かした共存体制

　ユビキタス環境を院内に整え、パソコンやタブレット、スマートフォンなど多数の情報機器を活用するが、興味深いのは紙や筆記具などのアナログを一切排するようなデジタル一辺倒では

なく、それらの長所もうまく取り込んでいることだ。

2011年に電子カルテ化するまでの約15年はもちろん紙カルテでの運用であったし、検査画像などもある。併入当初は紙カルテを電子カルテに全面的に置き換えることも検討したというが、結局は紙をベースに電子カルテも併用するという共存体制に落ち着いた。

「理由のひとつは保存性です。火事や停電などの災害で社会インフラが途絶えても紙なら対応できること。もうひとつは患者さんに関連する資料を何でも挟み込める紙ばさみとしての役割。全面的な電子化を目指して、検査結果表などをスキャンしてデジタル化し、OpenDolphinに取り込むとなると、専任のスタッフが新たに必要になるくらいの手間が必要になる。その点、紙ばさみならファイリングしてしまえばいいので、手軽で便利。紙はやはり優れたメディアだと思います」

X線のフィルムは保管し、電子カルテ導入以前の検査画像データはCD-Rに記録しているが、実際にはほとんど使うことはない。参照することがまれな過去の記録を手間や費用をかけて無理に電子化せず、必要が生じたときに参照できるよう保管しておくと割り切る。紙カルテにも優れた特性があるならあえて排さず、電子カルテのよいところと組み合わせて運用すればよい。電子カルテ移行に際しての合理的かつ現実的な解だろう。

併用する理由の3つめは患者の安心感である。亀谷氏の診察室は、細長い机に並んで医師と患者が相対し、患者のかたわらにMacBookを置くような位置関係になっている。亀谷氏は手元に紙カルテを置き、診察しながら、所見や処方を外付けのキーボードからOpenDolphin

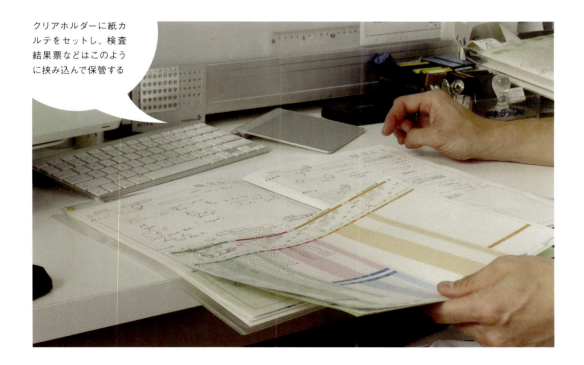

クリアホルダーに紙カルテをセットし、検査結果票などはこのように挟み込んで保管する

に入力する。

「OpenDolphinを正面から見ているのは患者さんで、私は紙カルテと患者さんの両方を見ている。患者さんはカルテに記録されている内容をリアルタイムで確認できるし、検査画像も見られる。それが安心してもらえるんです。電子カルテの欠点は、医師をモニタに向き合わせてしまうことです。結果、患者さんが『私はどうなっているの?』と不安になってしまう」

紙カルテはもちろん手書きで、患者から聞いたことをさっと書く。プロブレムリストと処方をOpenDolphinに入力する。院内処方なら紙カルテに「Do」と書けば、処方リストを見て調剤できる。院外処方の場合はOpenDolphinから処方せんを印刷すればよい。処方が変わったときは印刷して紙カルテに貼れば、内容は重複しない。患者に大きな変化があったときのプロブレムリストと処方はOpenDolphinに記録されているから、それを印刷して紙カルテに貼り付けておけば、カルテとしての機能は十分に果たす。

「運動処方、コレステロールや糖尿病の食事療法などはだいたい定型だから、患者さんに渡すときはカルテを印刷して渡す。OpenDolphinにはコピー&ペーストで入力できます。患者さんに注意事項を渡すときには、個々に合わせた工夫をあえて手書きで加えるようにしています。患者さんを診ながら日常的に記録するのが紙カルテ、OpenDolphinには節目やイベント時にまとめておくのが役に立つ」。前述のように、外出時にはこの電子化した情報が俄然、生きてくる。

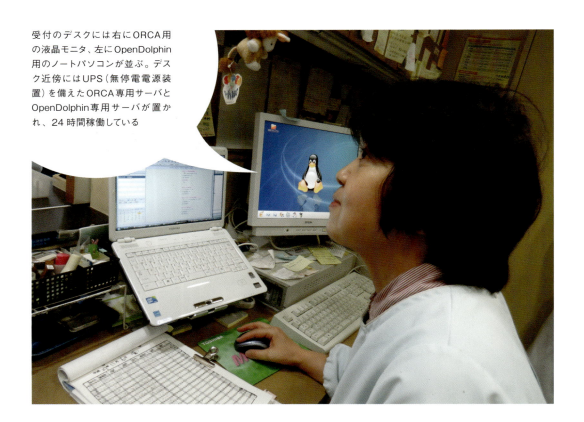

受付のデスクには右にORCA用の液晶モニタ、左にOpenDolphin用のノートパソコンが並ぶ。デスク近傍にはUPS(無停電電源装置)を備えたORCA専用サーバとOpenDolphin専用サーバが置かれ、24時間稼働している

"カルテは患者のもの"になる近い将来に備えて

　「Macで使える電子カルテ」が初めて導入する電子カルテの選定条件だったと言う亀谷氏。武骨なボディの事務機器然としたパソコンでは患者に威圧感を与えてしまう。その点、Macはスマートで圧迫感もない。検討した当時、Macで動作する電子カルテはOpenDolphinのほかそう多くはなかった。OpenDolphinがハードウェアに要求する性能がさほど高くないことも決め手の一つだった。Macはもちろん、Windowsパソコンや、iPad、iPhone、iPod touchなど、かつて業務に使い、その後、新機種の購入などもあって一線を退いたハードウェアでも動作するのも魅力だった。実際、院内の随所に配置してある端末は、亀谷氏が以前使用していたもの。自分用のほか、調剤室と受付と看護師にもiPadを1台ずつ配備している。「画面解像度は最新のものと比べれば劣るものの、カルテ閲覧には十分。初代iPadで動作するアプリは今時分、そうないですよ」と亀谷氏。

　そして何よりOpenDolphinがオープンソースの無料電子カルテであることが最大の理由だ。オープンソースゆえブラックボックスでなく、システムの構造や操作体系もシンプルで直感的だ。OpenDolphin自体は無料で公開されており経営的にもメリットは大きい。ただし、保守・管理まで自院で行ってまでコストダウンを図るのには懐疑的だ。実際、亀谷内科クリニックはライフサイエンス コンピューティングにメンテナンスを任せている。

　「それも自分でやり始めると患者さんを診る時間がなくなってしまう。小さな問題なら私でも解決できるが、多くは任せている。餅は餅屋で、思いもよらないような解決法もある。OpenDolphinに興味を抱いている医師は身近にも多いが、どんなにITに詳しくてもサポートは外部委託したほうがいいと助言している」

　そして電子カルテが無料であることは、医療従事者でなくてもカルテを閲覧できる環境を手に入れられることでもある。カルテは患者のものであり、開示請求がなくても、カルテの記載情報は患者自身にいずれ渡す時代がくる、との亀谷氏の確信が選定の大きなポイントとなった。かつて勤務した医療機関では、患者と病院の承諾手続きがあれば、紹介元の医療機関からアクセスしてカルテを閲覧可能にする試みをしている。「それを患者さんに渡すことも技術的には可能なんです。社会的倫理の議論が尽くされていないだけで、IT化が進んでいる医療機関ならすぐにでも実現できる段階に来ている」という。

　いずれ患者情報はテキストファイルなり何らかの電子カルテ形式で患者自身に渡す時代が来るだろう。しかし、数百万円もの電子カルテの購入を患者に勧めたり、患者が購入することは不可能だ。その点、OpenDolphinなら無料でダウンロードでき、民生品のパソコンにインストールしさえすれば「患者さんは本物のカルテを見ることができる。電子カルテは未来の患者とのコ

ミュニケーションツールとしての役目を担っているんです」。だから将来を見据えたカルテ作成に努める。いつでも患者に渡せて、患者が見ても理解できるように——。それがOpenDolphinを使う大きな動機であり、亀谷氏の信念でもある。

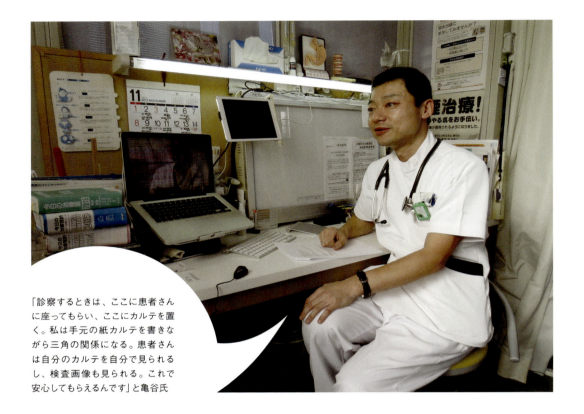

「診察するときは、ここに患者さんに座ってもらい、ここにカルテを置く。私は手元の紙カルテを書きながら三角の関係になる。患者さんは自分のカルテを自分で見られるし、検査画像も見られる。これで安心してもらえるんです」と亀谷氏

CASE STUDY

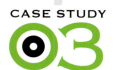

03

"いつかは本物の電子カルテを導入したい"
医療ITに挑戦し続けた診療所のOpenDolphin導入レポート

橋本医院

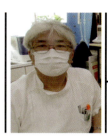

早くからIT化を意識し、数多の試行錯誤を行ってきた橋本医院。その苦心の過程は同院のWebサイトに詳しい。OpenDolphin導入から稼働に至るプロセスを「導入経緯とOpenDolphinへの希望」を医療法人橋本医院院長の橋本公昭氏に、「導入と実運用で直面した課題」を事務長の加藤文太郎氏に分担執筆してもらった。

URL ● http://www.hashimoto-clinic.jp/　　所在地 ● 徳島県鳴門市大津町吉永字四番越471-6　　開設 ● 1989年　　院長 ● 橋本公昭　　診療科目 ● 循環器科、一般外科・内科、形成外科、整形外科、理学療法科、その他

電カル本格導入前夜、自作ソフトで診療記録を管理

　当院は徳島県鳴門市に1989（平成元）年に開院した有床診療所である。2003（平成15）年に医療法人化し、2005（平成17）年に2ユニット（入所者数18人）のグループホーム、2009（平成21年）にデイサービス併設のサービス付き高齢者向け住宅も開設した。現在、医師2人で外来、入院、往診の診療を行っている。

　当院は開設時からすでに一般化していた医療会計専用機を入れていたが、いずれは電子カルテもということは考えていた。電子カルテは大病院から次第に個人の病院、さらに診療所という形で普及はしてきていたが、まだまだ高価であるうえに、特にメーカー製にありがちな「囲い込み」ということがネックとなり導入できずにいた。

　これは機種変更時に痛感したことである。いわゆる2000年問題で、今まで使ってきた専用機が使えなくなるとの理由から新機種に変更するよう説明された。ただ、当時すでにパソコンが一般化してきており、パソコン上で動く医療会計ソフトウェアが増えてきていたこともあって、私もWindows用の医療会計ソフトに変更することに決めた。しかし、この時にデータ移行拒否をされ、なんとか交渉して一部のデータは移行できたが、こういうこともされるのだと思い知った。

　この時の医療会計ソフトは10年近く使用し、現在は日本医師会のORCAになっている（http://www.hashimoto-clinic.jp/resekon/resekon.html）。ただ、電子カルテにしたいという希望

はずっと持っていて、その雰囲気でも味わいたいというのもあり、橋本医院電子カルテ（まがい）という自作ソフトを作って使っていた（http://www.hashimoto-clinic.jp/mysoft/mysoft.html#karte）。これはロータス・アプローチで動くもので、紙カルテと併用でメモ代わりとして使い、重宝していた。アプローチはデータベースとしてdBASEを採用しており、データ量が増えてくるにしたがって検索に時間がかかり、使用に堪えられなくなってきた。そこでデータベースとしてPostgreSQLを使えるようにとこの電子カルテ（まがい）を、いわゆるLAPP（Linux、Apache、PostgreSQL、PHP）で動くようにした。当時、その検索スピードに驚いた記憶が今も鮮明に残っている。その後、このLAPP方式で主治医意見書、健康診断データ、内視鏡データや紹介状作成などのソフトを作って、現在も使用している。

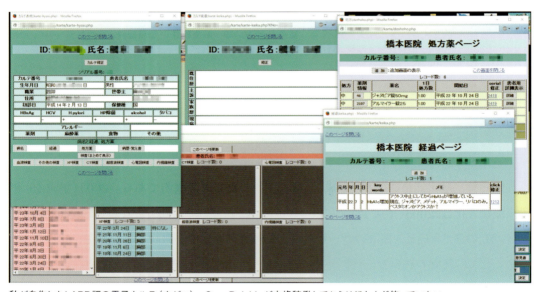

私が自作したLAPP版の電子カルテ（まがい）。OpenDolphinが本格稼働してからはほとんど使っていない

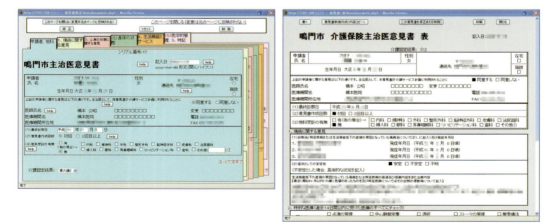

介護保険主治医意見書作成ソフト「ご意見（LAPP版）」。クライアントサーバ方式を採用し、クライアントはWebブラウザで動作するので、OSを問わない。左が主治医意見書の修正画面、右は完成した主治医意見書

小規模医療機関に適した電子カルテを探す

　私の電子カルテ(まがい)はあくまでもまがい物、メモ代わりとして使える程度のもので、いつかは本当の意味での電子カルテを導入したいという思いはずっと持ち続けていた。

　電子カルテを導入するうえで最も大きな障害となったのは、第一には価格であった。大病院向けの電子カルテシステムの導入価格は数億円だろうし、診療所のレベルのものでも2008(平成20年)頃で数百万円は必要だった。そのうえ、毎月のサポート代に、バージョンアップ代など加えると、当院のような小規模医療機関にとって簡単に払える費用ではなかった。

　また、仮に導入したとしても、我々のような小規模医療機関にとっては次のような問題が考えられ、導入を足踏みしてしまう要素としては十分であった。

- 電子カルテ規格の非統一
- 電子カルテ間での相互のネットワーク化が不十分であり、情報の共有が難しい
- 電子カルテデータのメーカーによる囲い込みにより、別メーカー製の電子カルテへの移行が困難
- 電子カルテメーカーが倒産した際、その後のデータ使用が難しくなる可能性がある

　2011(平成23年)時点での診療所レベルでの電子カルテ普及率は22%といわれていたが、納得の普及率といってよいだろう。

　この状況を考慮したうえで、高価格という点も含め、オープンソースの電子カルテであれば問題点を解決できるのではないかと考えたところ、Dolphinプロジェクトの情報を見つけることができた。当院でもすでに用いていたORCAとの連携ができ、プラットフォームに依存しないOpenDolphinは、私の理想としていたオープンソース電子カルテと思われたが、実際に使ってみるまでには至らなかった。第一の理由は情報の少なさで、どうやってOpenDolphinをダウンロードし、インストールしたらよいのかさえわからない。一般的なソフトのようにEXEファイルを実行して終わりというようなものではない。そのため、「よいソフトがある、いつかは導入したい」というところで足踏みしていた。

　ところが、2012(平成24)年になり、当院にスキルあふれる事務員が来てくれることになり、このOpenDolphinの話をしたところ、ものの数日で動くようにしてくれたのだった。

増田医師の手順書を基に
OpenDolphin本格稼働に成功

　OpenDolphinを導入するに当たり、いろいろ調べてみたところ和歌山県の増田内科を開院されている増田茂先生が、独自でカスタマイズされたソースコードを公開していることがわかった。そこでメールで増田先生に連絡をとり、インストール手順をお聞きしたところ快く教えてくださり、いただいたドキュメントを参考に環境を構築した。

　いただいた手順書では、Windowsのマシン一機にサーバとクライアントを兼ねるように構築する手順となっていたが、手順書の内容を見るかぎり、サーバとクライアントを分けても動作は可能そうであった。

　私がWindowsのサーバ性能に当時疑問を抱いていたこともあり、50,000円代の格安サーバ機を購入してLinux（Ubuntu）をインストールし、手順書に記載された内容をUbuntu上の操作に読み替えて実行したところ、数日ほどでOpenDolphinのサーバ・クライアント通信を実現させることができた。

　それから半年ほどの試験運用期間を経て、2012（平成24）年11月12日に紙カルテから完全に移行した。

OpenDolphin実運用に当たって直面した課題

　OpenDolphinを実業務に用いる際、検討する必要のある事柄がいくつか発生した。本稿ではそのうち3点について述べたいと思う。

　1点目は、データベース破損時の対応である。サーバ機といえどしょせんはハードディスクを積んだパソコンにすぎず、いつ壊れても問題ないような運用を心がける必要がある。大病院や大企業などであれば、RAIDによるデータ冗長性を持たせ、障害が発生しても通常どおりに運用を続行できるようなシステムを導入するところなのだろうが、当院のような小規模医療機関でそれを行うのはコスト面から見て現実的ではない。

　そこで、OSのスケジューリング機能を用いて自動バックアップを行い、バックアップしたデータを別に用意したサーバ機にてリストアすることにより、一応の二重化を実現するようにした。たとえ開院時間中にOpenDolphinサーバがクラッシュしても、少なくとも前日までのデータを残したまま、業務を継続することができるようになっている。

　2点目は、外部からの電子カルテへのアクセスの実現である。当院は併設されているグループホームやサービス付き高齢者向け住宅、居宅への往診も行っているため、往診先からもOpenDolphinのデータを見ることができれば、利便性が飛躍的に高まる。

　この問題点については、DDNS（Dynamic DNS）サービスを利用して外部からアクセスできるURLを入手し、ルータ上の設定でOpenDolphinの利用するポートだけを外部に開くことで、セキュリティを確保したまま外部からOpenDolphinへのアクセスを可能とした。外部からの実施はほとんどデータの閲覧のみだが、往診先からのOpenDolphinの使用としては十分といえた。増田先生の独自カスタマイズであるEHRTouchAも併用し、スマートフォンからのデータ参照も活用している。

　3点目は、入院患者のバイタルサイン日計表を表示するような機能がOpenDolphinに備わっていない、ということである。当院でOpenDolphinを独自拡張することも考えたが、結局、この案は棄却した。当院でそれだけ大きな修正を行ってしまうと、増田先生が今なおカスタマイズしているOpenDolphinの修正内容と将来競合する可能性が極めて高く、ソースコードのマージミスなどによって不都合が発生する危険性を無視できなかったためである。

　こちらは発想を変えて、OpenDolphin自体に備わっているファイル表示機能を流用できないかと考えた。入院患者のリストをORCAから取得、表計算ソフトのマクロ機能によって表示・入力を行い、入力した結果のデータをファイルとして閲覧可能にして、OpenDolphinから参照できるようにした。この際、PostgreSQLやLibreOfficeといったツールを使用しているが、いずれもオープンソースで、無料で入手できた。決してITスキルが高いとはいえない看護師も

るが、可能なかぎり入力画面をシンプルにすることで、特に問題もなく円滑に運用できている。

　ほかにも、画像システムConquestとの連係や、検査会社へのデータ提出や取り込みなども用いており、事実上、OpenDolphinは当院に構築されたITシステムの中核を担っていると断言できる。

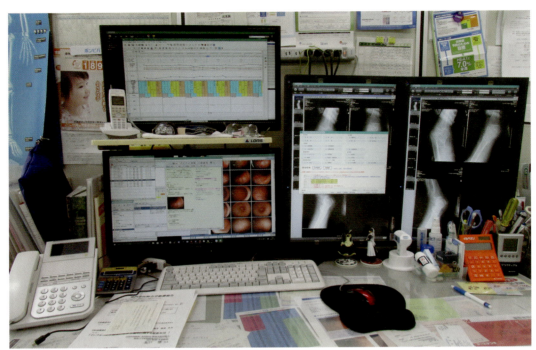

4台の液晶モニタが並ぶ診察室風景。向かって左下のモニタにはOpenDolphinのほか、橋本氏が自作したソフトに内視鏡画像の一覧が表示されている

CHAPTER

7

OpenDolphinの設計について

OpenDolphinはどのようなコンセプトに基づいて開発されたのか。
OpenDolphinのオブジェクトモデル、確定日の考え方、
システムアーキテクチャについて説明する。

OpenDolphinのオブジェクトモデル

| Topオブジェクト |

図は日常の診療風景をUMLのアクターで表している。

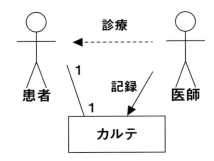

- 医師は患者を診察する。
- 医師はカルテに記録する。
- カルテは患者単位にある。

OpenDolphin は、トップレベルではこの日常の診療風景をそのままモデル化している[※1]。

| エントリー |

- 医師は診察するたびにカルテに記録を加えていく。
- この加えていく単位をOpenDolphinではエントリーと称する。
- よってカルテはエントリーの時系列的な集まりである。
- エントリーを、医学的にまとまった意味を持つ情報の固まりに分解する。
- この固まり(情報単位)をOpenDolphinではモジュールと称する。
- モジュールの具体例は、所見、処方、処置、検査、アレルギー、シェーマ画像…等々である。

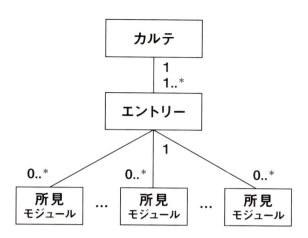

コンポジットデザインパターン

- エントリーはコンテナ、モジュールはコンポーネントと考えることができる。
- OpenDolphinは、コンテナもコンポーネントもオブジェクトとしては同等の性質を持つ、とするコンポジットデザインパターン[※2]を採用している。
- エントリーを基底クラスに昇格し、コンテナを加えたクラス図を示す。これがOpenDolphinの骨格である。

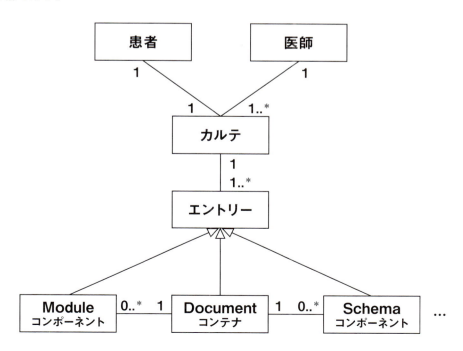

図のDocumentが診察ごとに記録される2号カルテを表す。これはコンテナでモジュールやシェーマをコンポーネントに持っている。これらすべてはクライアントから見ればエントリーである。

　実装は、多数の補助クラス、ターミノロジーの未熟さ等があり複雑に見える。しかし上記のクラス図を理解することで格段に見通しがよくなるはずである。

MML（Medical Markup Language）

　カルテをモジュールに分解して扱うのはMML（Medical Markup Language）[※3]を参考にしている。しかしMMLのモジュールとOpenDolphinのモジュールは、概念的には同じであるが設計上は異なる。MMLのモジュールはコンテナでもあるが、OpenDolphinのモジュールはそうではない。これは実装をより簡単にするためである。

　コンポジットデザインパターンの長所は、コンテナもコンポーネントも区別しないので、たとえば文書履歴も処方履歴もエントリーに定義されている属性で検索できるなどにある。

ユーザーインターフェイスへのマッピング

　OpenDolphinの特長はインターフェイスレベルでは2号カルテの画面にある。これは多くのユーザーから視認性がよいと支持されている。このインターフェイスと上記モデルとのマッピングを次に示す。

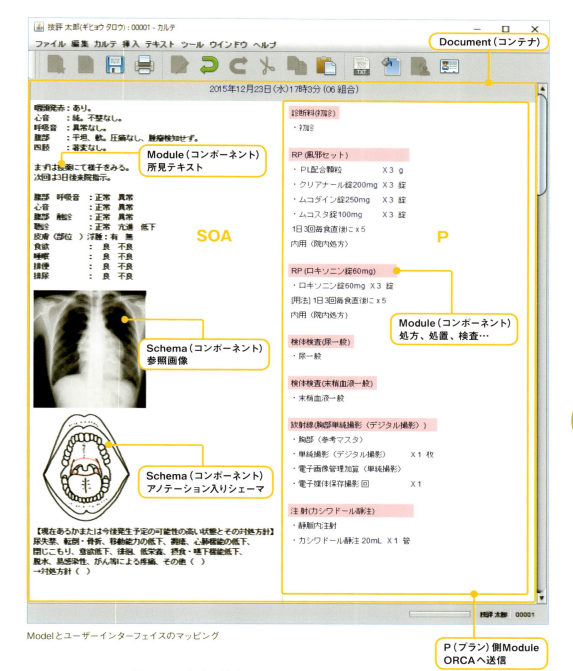

Modelとユーザーインターフェイスのマッピング

- Documentが2号カルテ画面に対応している。
- Moduleは診療行為の単位(所見、処方、処置、検査等)でありDocumentを構成するコンポーネントである。
- プラン側(2号カルテの右側)に位置するModule*はすべてORCAへ送信される。

＊2号カルテ画面を視覚的に実現するため、Moduleには下記属性を付けている。
　role：Moduleが「SOA」(左)側に位置するか、「P」(右)側に位置するか
　entity：Moduleが表す情報の実態(所見、処方、処置、検査、手術、指導等)
　number：ModuleがDocumentの何番目に出現するかの番号

オブジェクトモデルまとめ

　MMLは医療のドメイン知識をモデル化したものであり、コンポジットデザインパターンはドメインには依存せず広く問題解決に役立つ情報処理上の手法である。両者とも科学的な指向に基づくものであり、この2つを適用したのがOpenDolphinの基本設計である。

　ユーザーはインターフェイスを通して間接的にモデルに触れるとすれば、その評価からこれまでのところよい結果を生んでいるようである。今後はopenEHR[※4]等の世界標準をサポートし、国家レベルで構築が検討されているEHR基盤等への接続を計画している。

> **NOTE　参考文献**
>
> ※1　皆川和史他：MML/CLAIMインターフェイスを装備したクリニック用JAVAベース電子カルテDolphinの開発，第22回医療情報学連合大会論文集，2002
> ※2　James W. Cooper：Java実例プログラムによるデザインパターン入門講座，（株）ピアソン・エデュケーション
> ※3　MedXMLコンソーシアム：MMLVersion 3.0.2 規格書，2009
> ※4　小林慎治：OPenEHR.jpから世界を展望する，SeaGaiaミーティング，2009

SECTION 02
OpenDolphinの確定日

医学イベント発生とカルテ保存のタイム差は変更不可

　OpenDolphinの確定日はカルテを保存した日（実際には時分秒も記録）である。したがって医学的なイベントが起きた日とは必ずしも一致しない。たとえば次のケースを考える。
- 9日の午前0時前に医学的なイベントが発生し、カルテの作成を開始する。
- 0時を過ぎてカルテを保存する。

医学イベント発生→カルテ作成開始→午前0時→カルテ保存

　この場合、
- イベントの発生日は9日。
- 確定日は10日。

となる。このタイム差は意味があると考えておりシステム上変更はできない。
　それはカルテは文書であり、書いていくうちに当初の考えが変化する可能性があるし、あいまいであったものはまとまるからである。システム的には保存した時点をカルテの有効開始日として管理し、それを表示上確定日としている。

改訂版の有効開始日は元版の有効開始日

このカルテが 11 日になって変更された場合、

> 元のカルテの有効期間：開始日（10 日）－終了日（11 日）
> 改訂版カルテの有効期間：開始日（10 日）－更新日（11 日）－継続中

としている。

　改訂版の有効開始日＝元版の有効開始日であり、途中で更新されてもカルテとしての有効開始日は変わらないで存在している。

　なんらかの事由によりイベントの発生日とカルテの保存日が大きくずれた場合、そのことをカルテに記載する必要がある。

　ただしレセプトへの記載は実際に処置を行った日、この例でいえば 9 日にできる。特に月変わりのときなど、経営上そのほうが望ましい場合があることを考慮している。

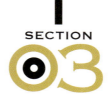

OpenDolphinのシステムアーキテクチャ

JavaEE

OpenDolphinの配備面におけるアーキテクチャは、
- クライアント
- JavaEEアプリケーションサーバ
- データベース

から構成される典型的なJavaEE（Enterprise Edition）の3-tierシステムである。

RESTFul Web Service

サーバの機能はRESTFul Web Serviceとして実装している。通信プロトコルはHTTP/HTTPSで、データはJSON形式である。クライアントからサーバへのアクセスは次のとおりである。
- クライアントの要求は通信の詳細を隠蔽したDelegaterオブジェクトへ委譲される。
- Delegaterがアプリケーションサーバの RESTFul Web Serviceへ要求を送る。
- Web Service は Session Beanから構成されており、Entity Beanを介してデータベースを検索する。
- 得られたデータはWeb ServiceでJSONオブジェクトに変換され、Delegaterへ返される。
- DelegaterはJSONオブジェクトをパースし、クライアントで利用できる形のオブジェクトに変換する。

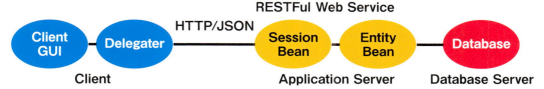

デザインパターン等

- Web Service（Session Bean）は関連するビジネスロジックをまとめたファサードパターンを使用している。
- 永続化インスタンスの識別子には、データベースで自動生成する物理キーを使用している（ビジネスキーは使用していない）。
- 通信はステイトレスとしSession管理は行わない（シングルサインオン等、配備上の自由度を確保するため）。

アーキテクチャまとめ

　HTTP/JSONによるRESTFul Web Serviceとしたため、オンプレミスとクラウドの両方へ対応できるシステムとなった。またこの形式はモバイルデバイスのサポートも容易であり、種々のアプリケーションが開発されている。

索引 INDEX

数字

2号カルテ ··· 13, 260, 261
2号用紙 ·· 16, 96
3-tierシステム ·· 265
5002 ·· 90, 92
8210 ·· 51

アルファベット

Acrobat Reader ·· 232
admin ··· 63, 148
Adobe Acrobat ·· 232
Apache OpenOffice ·· 236, 238
API ·· 76
App Store ·· 19
Apple ·· 15
ASP (Application Service Provider) ························· 12
BIOS ··· 65
BMP ·· 220
Boss ·· 12
CLAIM ··· 49, 76
CMYK ··· 132
Dashホーム ································· 46, 71, 75
Delegater ·· 265
Docker ·· 46, 47
Document ······································· 259, 260, 261
DolphinPro for iPhone/iPad ·································· 19
Dolphinプロジェクト ·· 11
eDolphin ·· 10, 11
EHR基盤 ·· 262
EJB ·· 12
Entity Bean ··· 265
Excel ··· 113, 222
GitHub ·· 12
glclient2 ·· 75
GNU General Public License (GPL) ······················· 12
HSL ·· 132
HSV ·· 131
HTTP ·· 265, 266
HTTPS ··· 265
IBM ··· 15
iPadアプリ ·· 19
iPhoneアプリ ··· 19
IPアドレス ··· 36, 90
Java ·································· 38, 54, 57, 58, 59
Java EE (Enterprise Edition) ····················· 10, 12, 265
Java Web Start版 ·· 86
JavaEEアプリケーションサーバ ····························· 265
Javaキャッシュ・ビューア ····································· 63
Javaコントロール・パネル ······················· 55, 57, 58, 63

JBoss AS (Application Server) ······························ 12
JDK ·· 12
jma-receipt ··· 72, 73
jma-setup ·· 73
JPEG ··· 214, 220
JSON ··· 265, 266
LibreOffice ·· 236, 237, 238
LSC版OpenDolphin ··· 20
Mac OS X ··· 35, 92
MML (Medical Markup Language) ······· 11, 147, 260, 262
Module ·· 259, 261
monsiaj ··· 86
Murus ··· 92
NAS (network attached storage) ·························· 215
odt ·· 145
OpenDocument ··· 145, 236
OpenDolphin-m ··· 16, 20
openEHR ·· 262
ORCA ID ·· 153
ORCA Project ·· 70, 71
ORCA傷病名 ·· 206
ORCAスタンプ ·· 204
ORCAプロジェクト ··· 76
OsiriX ··· 19
panda-client2 ··· 75
PDF ··························· 125, 126, 127, 128, 145, 147, 222, 229, 232
PDF・画像 ························· 113, 215, 218, 219, 220, 222
PNG ··· 214, 220
PostgreSQL ··· 47, 49, 53
PowerPoint ··· 113, 222
Research Kit ·· 15
RESTFul Web Service ································ 265, 266
RGB ··· 132
Schema ··· 259
Session ·· 266
Session Bean ··· 265, 266
SuperEHRTouch ··· 19
TCP ··· 92
Ubuntu ·························· 37, 46, 64, 69, 70
UMLのアクター ·· 258
Unitea α CIS ··· 19
Unity ·· 46
UPS (無停電電源装置) ··· 35
VisitTouch ··· 19
Watson ··· 15
Web Service ·· 266
WildFly ··· 47, 53
Windows ·· 35, 54
WINE STYLE ·· 11
Word ··· 113, 222
Writer ··· 236, 237, 238

XML	202	会計処理	182
ZIPアーカイブ版	86	開始日	264

あ行

アーキテクチャ	265	改訂版	264
アカウント作成	41	開発者	10
アプリケーションファイアウォール	92	外用薬	187, 191
アレルギー	121	確定日	176, 263
アンインストール	63	確認画面	88, 90
アンダーライン	166	カスタマイズ	16, 20
池袋ドルフィンクリニック	240	画像	113, 215, 216, 217, 218, 220
イタリック	166	加藤文太郎	251
イベント	263, 264	亀谷内科クリニック	245
イメージブラウザ設定	113, 216	亀谷宜隆	245
医用画像解析ソフト	19	仮保存状態	174
医療IT化	76	カルテ	122, 137, 171, 172, 173, 174, 215, 220, 222
医療機関	13, 15, 17, 148	カルテ一覧リスト	223
医療機関ID	44, 62, 63, 157	カルテ編集	122
医療機関管理者	148	カレンダー	207
医療機関情報	125, 126, 127, 237	環境設定	40, 134, 135, 136, 137
医療資格	149, 153	患者ID	113, 217, 230
医療システム	15	患者受付	94
医療施設	236	患者検索	107
医療従事者	10	患者情報	91, 95, 109, 116, 236
医療情報	11	患者登録-患者登録	91
医療ツーリズム	15	患者番号	91, 94
医療の自由化	15	患者リスト	105, 106, 107, 159, 161, 228, 230
入れ子	200, 218	環太平洋パートナーシップ（経済連携）協定（TPP）	15
インストーラ	64, 65	キーボード	67
インストールディスク	64	キーワード	146, 165, 169
インスペクタ	109, 137, 158, 179, 205, 216, 222	機器トラブル	36
インターフェイス	34, 260	起動デバイス	65
院内	196	記入	124
院内ユーザー	149	基本セット	129
インフラストラクチャ	15, 76	木村貴由	12
インポート	198, 199	京都大学	11
ウイルス対策	35, 92	業務選択-環境設定	177
受付	18, 35, 36	業務メニュー	87, 89, 91, 93, 98, 180
受付CLAIM送信選択サブ	94, 95	共有	196, 197, 202
受付情報	136	居宅療養管理指導情報提供書	236, 237
受付リスト	105, 159	クール	130, 211
受付リレー	147	熊本大学	11
疑い病名	206	クライアント	35
永続化インスタンス	266	クラウド	10, 12, 19, 76, 266
エクスポート	196, 199	クラス図	259, 260
エントリー	258, 259, 260	経済産業省	10, 11
オープンソース	10, 11, 12, 15, 16, 19, 20	健康保険	116
オブジェクト	259	検査	96, 186, 196
オンプレミス	266	検索結果欄	184, 209
		検索バー	71, 75
		検索欄	184, 208
		検査結果	108, 226, 229
		検査項目欄	115

か行

海外展開	15	検査名	132
会計	18, 35	検体検査	114, 226
		検体検査結果	108
		検体検査データ	226, 227, 228, 229

公開	199
公開スタンプセット名	197
更新日	264
厚生労働省コード	210
公募事業	11
公募プロジェクト	10
コーディング	12
コード	146, 165
コードヘルパー	133, 146, 165, 169
国民皆保険	76
個人情報	36
個人用	165
固定IPアドレス	70
コニカミノルタヘルスケア株式会社	19
ご報告	127, 128, 231
御報告書印刷	232
コマンドプロンプト	71, 72
コミッタ	12
コンテナ	13, 14, 259, 260
コンテナ型仮想化ソフトウェア	46
コントロールパネル	55, 63
コンポーネント	259, 260, 261
コンポジットデザインパターン	259, 260, 262

さ行

サーバ	135
再生医療	15
在宅医療	19
差し込み印刷	238
差し込みフィールド	236
サマリー	117
サムネイル表示	218
参照	111, 119, 122, 160
算定	99
算定欄	122, 167, 190, 191, 202, 203, 204
シェーマ	129, 211, 214
シェーマエディタ	12, 20, 129, 130, 211, 213, 221
シェーマボックス	14, 129, 211, 214
システムインテグレータ	16
システム環境設定	57, 63
システム管理情報-CLAIM接続情報設定	89
システム管理情報-職員情報設定	153
システム管理情報-診療科目設定	88
システム管理情報設定	88, 89
施設情報	151
施設情報提供書	151
施設情報編集	151
疾患開始日	207
疾患終了日	207
疾患名/修飾語項目	112, 210
実施情報	14
自動起動	53
自由度	16
終了日	264

手技	186, 188
主病名	206
紹介患者経過報告書	126, 231
紹介先医療機関名	231
紹介状	145, 235
使用許諾書	42
状態項目	105, 161
傷病名	112, 138, 195, 205, 208, 210
傷病名削除	206
傷病名欄	195, 205, 209, 210
傷病歴	112
情報処理	262
ショートカットキー	154
職員コード	153
所見	97
所見欄	122, 163, 195, 211, 220, 222
書式	145
処置	96, 132, 196
処置室	36
処方	96, 132, 177, 186, 196, 224
処方スタンプ	187, 188, 191
処方せん	18, 35
処方せんの発行	100
処方日数	190, 191, 193
処方日数変更	192, 193
処方履歴	260
新規カルテ	96, 122, 141, 162
新規文書	231
新規文書作成	124, 125, 126, 127, 128, 231, 236
シングルサインオン	266
人工知能システム	15
進行中	157
診察室	35, 36
新宿ヒロクリニック	12
診断書	128, 231
身長体重	120
身長体重情報	120
身長体重登録	120
シンプル	130, 131
診療科	13, 89, 90, 132
診療科情報	86, 87
診療科目	194, 195
診療記録	163, 199
診療行為	139, 167, 183, 185, 186, 200
診療行為カレンダー	115, 116
診療行為区分	204
診療行為区分プルダウンメニュー	115, 116
診療行為セット	204
診療行為入力-診療行為確認	180
診療行為入力-診療行為入力	98, 100, 180
診療行為入力-請求確認	181
診療行為入力-中途終了一覧	99, 100
診療所	10, 13, 18
診療情報提供書	125, 127, 145, 231, 233, 234
診療内容	132

診療風景	258
診療報酬請求	18, 34, 36
診療報酬請求業務	15, 76
診療報酬制度	15
診療報酬点数	186
スケジュール	116
スタートメニュー	54
スタンプ	132, 142, 163, 170, 186, 190, 194, 199, 203
スタンプDrag and Drop	144, 170
スタンプインポート	198
スタンプエディタ	142, 184, 185, 190, 191, 204, 208
スタンプ公開	197, 199
スタンプセット	163, 164, 167
スタンプツリー欄	184, 185
スタンプ登録	133, 194
スタンプ入力	96
スタンプ箱	132, 164, 168, 183, 194, 199, 208
スタンプ名	199
スタンプメーカー	186
スタンプ欄	237
請求データ	136
製品版	10
セキュリティが強化されたWindowsファイアウォール	92
セキュリティ対策（VPN）	10
接続情報	89
セットスタンプ	200
セットテーブル	185, 187, 188, 191, 209
セット名欄	185
相互作用情報	224
相互作用チェック	224, 225
送信アドレス	90, 94
ソースコード	10, 12, 20, 76
ソースリスト	12

た行

ターミナル	46, 47, 48, 49, 52, 53, 71
ターミノロジー	260
タイトル	139, 173
高橋究	11
端末	35, 71
地域医療連携	11
地域医療連携ドルフィンプロジェクト	11
知的財産権	12
知的作業者	13
中央揃え	166
注射スタンプ	188
帳票	18
治療履歴	115
通信テスト	41
通信プロトコル	265
ツール	131, 130
定型文	163
停電	35, 53
データベース	73, 74, 265

テキスト	14, 96, 162, 195, 212, 213, 221
テキストスタンプ	163
テキスト入力	212
株式会社デジタルグローブ	10, 12
デプロイ	12
転帰	206
転帰項目	206
電算ファイル	210
点数	76
添付/画像挿入	220, 222
東京都医師会	11
透析システム	14
ドキュメント削除	175
ドキュメント保存	141, 173, 179
ドメイン	262
トラブル	53
トレーサビリティ	15
頓服薬	191

な行

内服薬	187, 189, 191
内容項目	173
日医医薬品併用禁忌データベース	224
日医総研	11, 76, 86
日医標準レセプトソフト	11, 18, 70, 76
日本医師会	11, 18, 64, 76
日本医師会総合政策研究機構（日医総研）	70
入力	218
塗りつぶしカラー選択	131
ネットワーク	35, 36

は行

排他確認	161
排他制御	12
バイ・ドール法	11
パケットフィルタ型ファイアウォール	92
橋本医院	251
橋本公昭	251
パススタンプ	203
パスワード	63, 149, 152
バックアップ	35, 65, 214
バックグラウンド	53
パッケージ	72
パッケージデータベース	72
発生日	263, 264
英裕雄	12
肥後医育振興会	11
左揃え	166
ビッグデータ	15
評価版OpenDolphin	34, 35, 38, 44, 45, 62
評価用アカウント	40
病名	76
ファイアウォール	52, 92

ファイル	215, 216, 217, 218, 222, 223	無料	16
ファイル添付	96	メインウインドウ	45, 103, 158, 176, 226, 228
ファサードパターン	266	メンタルヘルスケア	15
フィールドキー	238	メンテナンス	35, 53
フィールドコード	238	文字装飾機能	166
フォアグラウンド	53	モジュール	258, 259, 260
フォーム印刷	125, 126, 127, 128	モダリティ	14, 19
フォントサイズ	145	元町皮ふ科	12, 20
不正アクセス	35		
プラン	261		

や行

薬剤	186, 188
薬剤併用警告	225
薬剤併用情報検索	224
薬剤名	224
有効期間	264
ユーザーID	63, 102, 149, 152, 157
ユーザー管理	148, 149, 150, 151, 153
ユーザー情報	149, 151, 152
ユーザーリスト	150
有床診療所	16
有床対応版OpenDolphin	20
予定カルテ	10, 177, 182
予定カルテ機能	103, 176
予定患者	176
予約アイコン	116
予約システム	116
予約表欄	116

振る舞い等	140, 162
ブレイン文書(台紙)	124, 231
プログラム	55, 58, 60, 63
プロトコル	92
プロフィール	152
プロフィール変更	149, 151, 152
分割表示	119
文書	113, 138, 145, 151, 237
文書料	237
文書履歴	118, 119, 160, 171, 223, 260
文書履歴欄	111, 118, 160, 171, 173, 174
分類	206
分類項目	206
併用禁忌	225
ベースディレクトリ	113
ポート	51, 90, 92
ボールド	166
保険種別	118
保険情報	95
補助クラス	260
保存日	264

ま行

マーキング	129, 212, 213, 221
前田清貴	240
マスター検索	142
マスター項目	143
マスターメニュー	76, 87, 89, 91, 93, 98
マスタ更新	76
増田茂	12, 16, 20, 23
マスタ登録	87, 89
増田内科	12, 16, 20, 23
増田ファクト版OpenDolphin	20
マッピング	260
松村哲理	12, 20
マニュアル	100
右揃え	166
未コード化傷病名	210
ミス	36
皆川和史	10
宮崎県医師会	11
宮崎大学	11
未来処方	177
無床診療所	16, 35

ら行

ライセンス	12
ライフサイエンス コンピューティング株式会社	15, 20
ラボテスト	114, 228, 229
ラボレシーバ	108, 226, 228
ランチャ	46, 71, 75
領収書	18
リレー等	147
臨時処方	191
レセコン	136
レセコン情報	136
レセプト	100, 264
レセプトエンジン	76
レセプト業務	35, 76
レセプト請求	210
レセプトソフト	15
レッドハット株式会社	12
漏えい	36
ログイン	39, 40, 44, 62, 157
ログイン画面	102, 134

監修者プロフィール
ライフサイエンス コンピューティング株式会社

医療関連向けソフトウェアの開発・販売、医療機器の販売、医用画像システムの開発・販売・メンテナンスを行う。無料電子カルテであるオープンソースソフトウェア「OpenDolphin」の開発者が在籍し、OpenDolphinをベースに開発された商用版電子カルテOpenDolphinPro、OpenDolphinProをクラウドサービス化したOpenDolphinクラウドなどを展開している。

本書記事内容の不明な点に関するご質問に限り、お問合せを受け付けております。
本書CHAPTER 1「OpenDolphinのアップデートサイトと本書記事内容への質問」記載の質問専用メールアドレスにメールをお送りください。電話やFAX、郵便でのお問合せにはお答えいたしかねますので、あらかじめご了承ください。

編集協力	佐藤嘉宏
装丁・本文デザイン	蠣﨑 愛
制作進行	佐藤丈樹

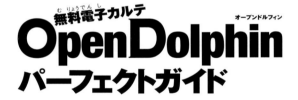

無料電子カルテ
OpenDolphin パーフェクトガイド

2016年4月25日 初版 第1刷発行

監修者	ライフサイエンス コンピューティング株式会社
著者	OSS電子カルテ研究会
発行者	片岡 巌
発行所	株式会社技術評論社 東京都新宿区市谷左内町 21-13 電話 03-3513-6150 販売促進部 　　 03-3267-2270 書籍編集部
印刷／製本	大日本印刷株式会社

定価はカバーに表示してあります。

本の一部または全部を著作権の定める範囲を超え、無断で複写、複製、転載、テープ化、あるいはファイルに落とすことを禁じます。

©2016　ライフサイエンス コンピューティング株式会社、佐藤嘉宏

造本には細心の注意を払っておりますが、万一、乱丁（ページの乱れ）や落丁（ページの抜け）がございましたら、小社販売促進部までお送りください。送料小社負担にてお取り替えいたします。

ISBN 978-4-7741-8008-3 C3047
Printed in Japan